슬기로운
위와 장
건강생활

슬기로운 위와 장 건강생활

1판 1쇄 발행 2024년 9월 20일
1판 2쇄 발행 2024년 11월 8일

지은이 송정숙
펴낸이 이기준
펴낸곳 리더북스
출판등록 2004년 10월 15일(제2004-000132호)
주소 경기도 고양시 덕양구 무원로 6번길 12 대흥빌딩 815호
전화 031)971-2691
팩스 031)971-2692
이메일 leaderbooks@hanmail.net

ISBN 979-11-93555-03-3 03510

전문가 송약사가 알려주는 위와 장 건강의 원리와 영양소 요법

슬기로운 위와 장 건강생활

송정숙 지음

리더북스

저자의 말

당신의 우울한 위와 장이 건강하면 좋겠습니다

약국에 방문하는 분들이 가장 많이 사 가는 제품은 단연 감기약, 진통제, 위장약이다. 위장약을 찾는 분들은 체해서 소화제를 사러 오거나 위염으로 속이 쓰린 경우가 많다. 또한 뭔가 세균에 감염된 음식을 먹고 배탈이 나서 복통과 설사를 호소하기도 한다.

한국인의 위암 발생률은 세계적으로 높은 편이다. 성질이 급한 한국인은 자극적인 맛을 좋아하는데, 주로 맵고 짠 음식이다. 요즘 젊은 세대는 갈수록 달고 짠 음식의 단짠단짠 맛에 길들여지는 듯하다. 예로부터 먹어왔던 음식 고유의 맛을 좋아하기보다는 자극적인 양념과 소스를 가미한 음식이 더 맛있다고 느낀다.

현대화될수록 생활은 편리해졌지만 치열한 경쟁은 가속화되고 있다. 과도한 스트레스를 풀기 위해 퇴근 후 사람들과 담소하면서 치맥 또는 소주와 안주로 양껏 위를 채우고, 때로는 밀려오는 허기를 해결하려고 야식을 즐긴다. 이렇게 먹은 음식이 덜 소화된 채 잠이 드니 위장은 매일 혹사당한다. 그러다 보니 다음 날 아침에는 몸이 천근만근이고 입안은 텁텁하고 전날 마신 술 때문에 속이 쓰려온다.

약국에 방문해 숙취해소제와 속쓰림을 달래줄 겔 종류를 사서 빨아먹어 보지만 위장 상태는 나날이 나빠지고 있다. 그래서 내시경을 한번 해봐야 할 것 같은 생각이 든다. 그런데 막상 내시경 검사를 하면 예상치 못한 결과가 나올까 봐 병원에 가기가 두렵다. 그럭저럭 알약이든 겔 종류든 위장을 다스리는 제품을 먹어가면서 버텨본다.

우리 주변에는 역류성 식도염으로 고통당하는 사람들이 꽤 많다. 방송 광고에 나오는 소방관이 불 끄는 제품을 빨아먹으면 가슴이 타는 듯 쓰리고 위산이 역류하는 것이 조금 가라앉는 듯하다. 하지만 다람쥐 쳇바퀴 돌 듯 매일 반복되는 우울한 생활에서 언제쯤 탈출할 수 있을까.

아침마다 쾌변을 본다면 하루를 상쾌하게 시작할 수 있다. 하지만 장 기능이 썩 좋지 않아서 변비나 설사가 심하고, 가스가 차고 부글거리는 사람들이 의외로 많다. 장 건강은 단지 배변만의 문제가 아니라 면역기능과도 직결되고 뇌 기능 등 모든 장기와 관련이 깊다. 게다가 대부분의 염증반응은 장에서부터 시작된다. 유산균을 먹어도 고질적인 장의 문제가 해결되지 않는 분들에게 이 책은 그 이유와 근본적인 해결책을 제시한다.

이미 초고령화 사회에 진입한 우리나라는 위암이나 대장암 발병률이 높다. 이 책에서는 소화기관에 암이 생기는 원인과 예방법에 대해서도 다루고 있으므로 암이 생길까 염려하는 분들이 읽으면 유용한 내용이 많고, 만성 염증에 시달리던 몸에 청신호가 켜질 것이다.

나는 30여 년간 약국에서 전문적인 상담을 해오고 있다. 이 책은 단순히 이론만 서술한 것이 아니라 실제 개국약사로서 환자들을 만나 상담한 경험과 노하우가 담겨있다. 위와 장의 기능과 특징, 문제점을 심도있게 다루면서도 가능하면 쉽고 명쾌하게 설명하려고 노력했다. 또한 건강한 삶을 살기 위해 가장 소중한 위와 장을 근본적으로 튼튼하게 지키고 다스리는 방법도 일목요연하게 서술했다. 알아두면 도움이 될 만한 지식이 풍부한 이 책이 위와 장 건강에 좋은 지침서가 되고, 내용에 밑줄을 그으며 정독하고 그대로 실천하면 우울한 위와 장이 유쾌, 상쾌, 통쾌하게 바뀔 것이라고 확신한다.

이 책의 내용을 꼼꼼하게 감수(監修)해주신 팜스영양약학회 학회장이신 김홍진 박사님께 감사드리고, 시간을 내서 교정을 도와주신 목포 천지약국 임미란 약사님과 영남 지오영 이영아 약사님께도 감사의 인사를 전한다.

차례

1장 나도 장이 건강하면 소원이 없겠네

2장 장 누수와 SIBO증

3장 항생제와 박테리오신

8장 과산증일까, 저산증일까?

9장 위장병의 원인 헬리코박터 파일로리균을 잡아라!

10장 위암이 생기는 원인과 영양소 요법

11장 담즙이 나와야 기름기가 소화된다

12장 위장병에는 효소제가 답이다!

1장

나도 장이 건강하면 소원이 없겠네

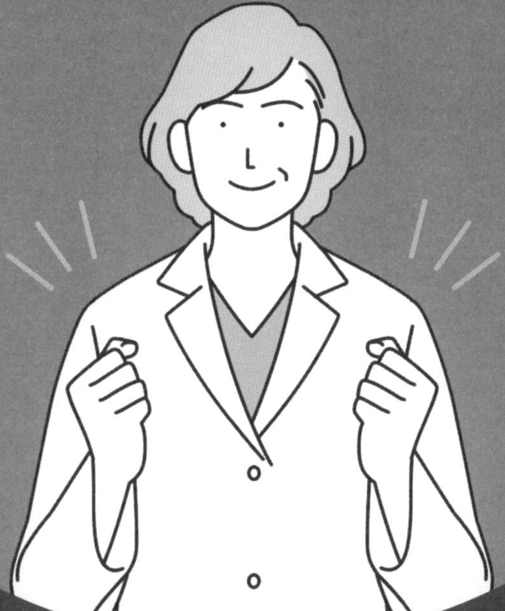

01

장이 우울하면 온몸이 아프다

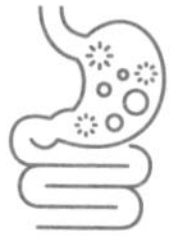

맛있는 음식을 먹었는데 그만 탈이 나서 배가 살살 아프고 화장실에 들락거린다면 정말 속상하다. 어쩌다 한 번이 아니고 이런 일이 자주 반복되면 께름직할 수밖에 없다. 여러 사람이 함께 음식을 먹은 경우에 딴 사람들은 별 이상이 없고 유독 나만 그렇다면 음식 탓을 하지도 못한다. 음식을 조금 먹기만 해도 항상 배가 아픈 사람은 식사 모임에 나가기 전부터 걱정이 앞선다.

이와 반대로 만성 변비로 고생하는 사람도 많다. 배에 늘 가스가 차 있고 거북한 느낌이 든다. 특히 나이가 들수록 배변 능력이 점점 떨어지면서 장내 부패균의 수가 더 늘어난다. 게다가 노인들은 식사량은 적고 운동량이 부족한 편인데 물을 조금밖에 마시지 않는다면 변비에 더욱 시달리게 된다.

약국에서 높은 빈도수로 판매되는 약 중에 변비약이 상위를 차지한다. 노인들은 피부뿐 아니라 내장 근육도 탄력성을 잃어서 장운동 자체가 활발하지 못한 분들이 부지기수다. 그래서 먹는 변비약뿐만 아니라 관장약도 상당히 많이 판매된다. 아예 관장약을 담을 봉지를 챙겨오시는 분들도 있다. 잘 먹고, 잘 배설하고, 잘 자는 것이 건강의 기본이다. 이 세 가지만 잘해도 건강의 기초가 탄탄하다고 볼 수 있다.

'장 누수'라는 말을 한 번쯤 들어보았을 것이다. 장 누수는 말 그대로 장이 샌다는 의미다. 정상적이고 건강한 장은 장융모가 촘촘해서 외부의 세균이나 유해물질 등의 침입이 어렵다. 하지만 장이 누수되면 융모와 융모 사이에 틈이 벌어져 있어서 먹은 음식 속의 유해물질이나 세균, 식품첨가물, 우유 단백질이 응고된 카제인, 단백질 찌꺼기, 심지어 기생충까지 장을 통해 혈관 내로 들어온다. 그로 인해 장에 문제가

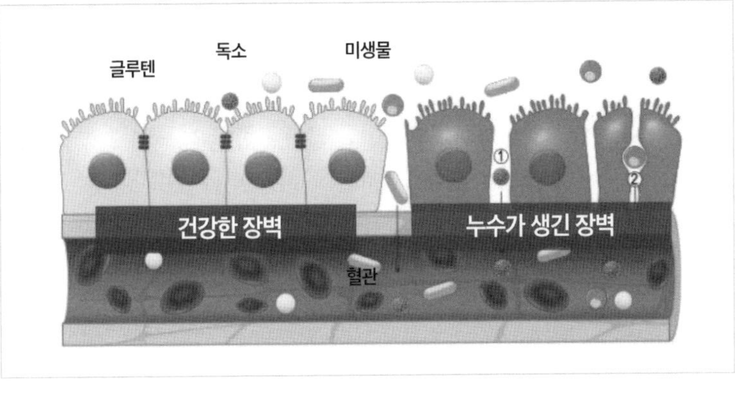

건강한 장벽과 누수가 생긴 장벽

생기고 아토피, 알러지, 면역력 저하의 원인이 된다.

장 기능은 뇌, 폐, 간, 췌장, 피부 등 신체 전반에 막대한 영향을 준다. 암을 예방하고 다스리려면 면역력의 최전방인 장 기능부터 살펴봐야 한다. 장에 늘 가스가 차고 부글거려서 화장실을 들락거린다면 마음도 불편하고 일을 할 때도 집중하기 어렵다. 사람의 건강 상태는 피부로 나타나는데, 장이 건강하지 못한 사람은 뾰루지가 뾸뚝뾸뚝 솟아오르고 피부가 칙칙한 경우가 많다. 진정한 미인이 되려면 비싼 화장품을 얼굴에 바르는 것보다 장을 깨끗하게 유지하는데 더 신경을 써야 한다. 장이 건강하면 저절로 맑고 깨끗하고 탄력 있는 피부를 가꿀 수 있다.

장이 건강해야 피가 맑고 마음이 편안하고 몸이 개운하다. 모든 영양소 요법은 장 기능을 정상화하는 것에서부터 출발한다. 장이 튼튼하지 못하면 아무리 맛있는 음식과 최고의 영양제를 먹어도 소용이 없다.

예로부터 간을 목(木)으로 비유하고 간 상태가 나쁘면 눈 쪽이 탁한 색을 띤다고 했다. 심장은 화(火)라고 하여 혀가 화끈거리는 것은 심장의 화에서 비롯된다고 보았다. 비위(脾胃)를 토(土)로 비유하고 입 주변이 약간 노리끼리한 색을 띠면 위장이 제 기능을 못 한다고 판단했다. 또한 턱 쪽에 자꾸 여드름이 생기면 장이 안 좋아서 부패균이 많거나 변비가 있는 것으로 가늠했다.

예로부터 장은 밭이라 했다. 좋은 씨앗을 뿌려도 밭이 비옥하지 않으면 곡식이 잘 자랄 수 없기 때문이다. 장청(腸淸) 즉 장이 깨끗하면 피가 맑고 피부가 보드랍고 머리가 맑다. 나는 가화만사성(家和萬事成)을 살짝 바꿔 장안만사성(腸安萬事成)이라고 말한다. 장이 편안해야 모든 일이 잘된다. 뿌리가 병든 나무가 잘 자랄 수 없듯이 장이 편안하지 못하면 온몸이 아프다. 장의 상태는 건강의 척도다. 장이 우울하면 아무리 좋은 음식을 먹어도 우리 몸에 영양분이 제대로 흡수되지 않기 때문이다.

02

미생물로 가득한 인체 마이크로바이옴

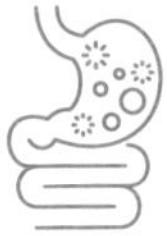

우리 몸은 알고 보면 세균 덩어리다. 인간의 세포 수는 약 30조 개인데 인체 내 미생물 수는 100조 개 이상이다. 사람의 유전자 수는 약 2만 2,000개이고 미생물의 유전자 수는 사람 유전자의 약 150배라고 한다. 그러니 우리의 건강은 몸을 뒤덮고 있는 미생물에 의해 결정된다고 해도 지나친 말이 아니다.

예전에 '그 집 음식 맛은 장맛'이라고 했다. 간장, 된장에 들어간 양념 속에 함유된 유익균을 발효시킨 맛이 장맛이 아닐까 싶다. 또한 '어머니의 손맛'이란 것도 손에 묻어있는 균에 따라 음식 맛의 차이가 난 것이 아닐까 하는 생각도 든다. 정성껏 담근 김장 김치 맛이 시간이 지나면서 달라지는 것도 발효된 김치 속에 포함된 유산균이 달라지기 때문일 것이다.

음식을 먹으면 구강에서부터 시작해 위장, 소장, 대장을 통과할 때마다 그곳에 상주하는 세균에 의해 그 사람의 소화력이나 배변의 특성이 결정된다. 또한 사람의 체취나 성격까지도 세균의 영향을 받는다. 이것을 마이크로바이옴[1] 즉 미생물로 뒤덮인 세계라고 부른다.

인체의 점막 쪽에 미생물이 가장 많이 분포한다. 코 안쪽에 약 900종의 세균이 3만여 마리, 소화기관에 약 4,000종의 세균이 80만 마리, 볼 안쪽 점막에 800여 종의 세균이 약 7만 마리, 입안에 약 1,300종의 세균이 2만 마리 정도 분포한다. 여성 생식기에는 약 300종의 세균이 1만여 마리 분포한다. 점막은 외부의 이물질이 유입되는 곳이어서 방어막을 형성하느라 세균들이 집중적으로 분포하는데, 특히 소화기 쪽에 가장 많은 세균이 분포하고 있음을 알 수 있다.

코는 숨을 쉬기 위해 공기가 유입되는 곳이니 유해균을 코털로 거르고 또 무수한 세균들이 폐로 깨끗한 공기를 들여보내려고 보초를 선다. 입안은 음식물이 처음 유입되는 곳으로 침을 통해서도 살균되지만 어마어마한 미생물들이 살균작용에 가담해야 부패균의 유입을 줄일 수 있다. 이렇게 미생물들은 우리 건강을 지키는 실질적인 군사라고 할 수 있다.

생애 주기에 따른 장내 균총의 변화를 살펴보자. 아기가 태어날

---

1 몸 안에 사는 미생물(microbe)과 생태계(biome)를 합친 말. 인체에 사는 세균, 바이러스 등 각종 미생물을 총칭한다.

때와 노년기에는 장년기보다 장내 균총이 적어진다. 특히 제왕절개로 태어난 아기는 신생아 때 엄마로부터 좋은 유익균을 접종받지 못하게 되므로 자연분만한 아기에 비해서 유해 균총이 더 많다. 그리고 고령화될수록 유익균이 적어지고 유해균은 증가한다. 그래서 노인들이 변비로 고생하는 것이다.

다양한 질병들이 유익균이 적어져서 발생한다는 점에 주목할 필요가 있다. 폐, 간, 피부, 뇌뿐만 아니라 지방세포, 심혈관, 신장, 뼈, 위장관 질환 등은 모두 유익균과 유해균의 적정 비율이 깨져서 생기는 것이다.

먹는 음식에 따라서 사람의 모습이 변하기도 한다. 농경 생활로 육류보다 곡물, 채소 위주로 식생활을 해온 동양인은 사냥과 목축을 하며 육류 중심의 식생활을 하는 서양인보다 장의 길이가 80cm 정도 길다고 한다. 서양의 대표적인 발효음식인 치즈에 있는 유산균은 우유를 베이스로 했기 때문에 '동물성 유산균'이고, 한국의 대표적인 발효음식인 김치나 된장에 있는 유산균은 채소를 베이스로 해서 '식물성 유산균'이다.

된장이나 청국장에서 발견되는 균은 락토바실러스 퍼멘텀균(L. fermentum)이고, 치즈에서 발견되는 균은 락토바실러스 프랜타룸균(L. plantarum)이다. 식물성 유산균인 락토바실러스 퍼멘텀균은 프랜타리신(Plantaricin)이라는 천연항균물질인 박테리오신 분비 능력이 있지만, 치즈에서 자라는 동물성 유산균은 프랜타리신을 생성하는 능력이 적다. 따라서 된장이나 청국장을 먹으면 구수한 맛이 일품이면서 항산화, 항콜레스테롤, 항당뇨 효과도 볼 수 있다. 콩으로 만든 발효식품이 어떻게 이런 효과를 낼 수 있을까? 그것은 다름 아닌 식품 속에 포함된 유산균 때문이다. 락토바실러스 퍼멘텀균은 항노화 효과를 발휘한다. 시골 마을에 찾아가서 장수하는 노인들의 장내 미생물을 분석해보면 가장 많이 발견되는 균이 바로 퍼멘텀균이다.

김치에서 발견되는 유산균은 락토바실러스 사케이균(L. sakei)이다. 이 유산균은 면역을 조율하므로 비염에 효과가 있다. 락토바실러스 사케이균이 함유된 식물성 포스트바이오틱스를 비염을 개선할 목적으로 투여할 때는 3분의 2포 정도는 먹고, 3분의 1포 정도는 물에 타서 면봉으로 코안에 발라주면 좋다.

03

장 누수를 반드시 잡아야 하는 이유

우리 몸에서 면역세포가 가장 많은 기관은 장이다. 먹은 음식물 속의 이물질이 장을 통해 수없이 유입되기 때문이다. 장점막 상피세포는 이물질이 들어오지 못하게 하는 치밀 결합을 가진 치밀조직(Tight junction)이다. 그런데 이 치밀 결합이 느슨해지면 장내에 있는 이물질이 장상피세포 안으로 들어와서 여러 가지 나쁜 증상을 유발한다. 이것을 '장누수증후군'이라고 한다. 외부의 적군이 들어오지 못하게 지키는 견고한 방어벽이 무너진 상태라고 할 수 있다. 면역세포들은 장점막세포에 집중적으로 분포해 있지만 부패균은 염증성 사이토카인을 분비하여 만성 염증을 유발하고 면역력을 떨어뜨린다.

인체에 이물질이 유입될 때는 적군으로부터 국토를 지켜내는 군사 같은 존재가 있는데 바로 면역세포다. 이물질은 면역세포에 자신의 신분을 밝혀야 몸 안으로 들어올 수 있고, 이물질의 성질을 파악한 면역세포는 그에 합당한 항원을 제시한다. 그러면 미분화된 면역세포(Th0)가 분화되어 이물질에 대항할 본격적인 면역세포를 불러온다. 그것이 T세포나 B세포이다. 마치 경찰관이 범인을 파악한 후 담당 형사를 불러오는 것과 같다.

대식세포(Macrophage)가 항원 제시 기능이 있기는 하지만, 대식세포보다 더 강력한 항원 제시 기능을 하는 세포가 있다. 바로 수지상세포(Dendritic cell)다. 수지상 세포가 보고한 항원을 파악하여 미분화된 Th0세포가 적절하게 분화한다. 이물질이 들어오면 먼저 수지상 세포가 활성화되고 그 후에 대식세포가 활성화되어 염증성 사이토카인 TNF 알파(종양괴사인자), IL-1, 6(인터루킨1, 6) 등을 분비하여 이물질을 물리치는 것이다. 그런데 염증이 오래 지속되면 이물질도 타격을 받지만 내 몸도 똑같이 타격을 받는 상황에 놓인다. 전쟁이 일어나면 적군과 아군 모두 다치거나 죽고, 건물과 시설들이 파괴되는 것과 같다.

장 누수를 일으키는 주범 중 하나는 밀가루 음식 섭취다. 밀가루 음식을 많이 먹으면 장에 구멍이 뚫리는 현상이 나타날 수 있다. 밀가루를 구성하는 단백질 중에는 글리아딘과 글루테닌이 있고, 글리아딘이 장 누수를 유발하는 조눌린을 발현시킨다. 글루텐은 밀가루를 물과 함께 반죽하면 생기는데, 수타를 많이 할수록 더욱 글루텐이 형성된다. 그러면 식감은 좋겠지만 장에는 나쁜 결과를 초래한다. 글루텐이 증가하면 글리아딘이 많아지고, 조눌린이 발현되면 결과적으로 장 누수가 생기게 된다. 누수된 틈으로 이물질이 유입되면 이것에 대응하기 위해 대식세포가 활성화되고 결국 염증성 사이토카인이 증가하는 것이다.

장이 나빠서 가스가 차고 부글거리면 장내 유해균을 물리치기 위해 면역세포들이 전부 장 쪽으로 집결한다. 이런 상태에서 암세포가 여기저기 출몰한다면 암세포를 물리칠 면역세포가 부족하여 문제가 생길 수 있다. 이같이 장 건강은 우리 온몸이 건강하기 위한 기초이고 질병 치료의 근본이기도 하다. 효과적인 영양소 요법을 하려면 장 기능 정상화가 최우선으로 이루어져야 한다. 장을 바로잡아 주는 것은 모든 질환의 기본적인 치법(治法)이라고 할 수 있다.

2장

장 누수와 SIBO증

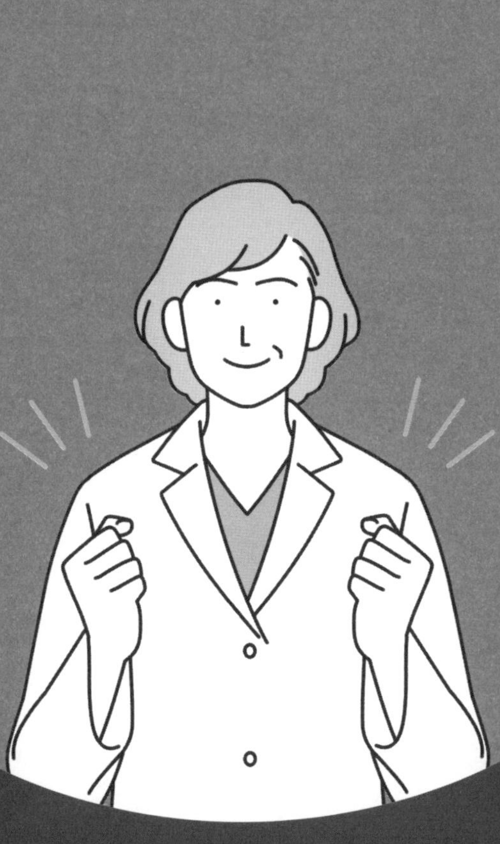

04

먹기만 하면 화장실을 들락거리는 장 누수의 원인

장 누수는 왜 일어날까? 먼저, 몸에 해로운 식습관이 장 누수의 원인이다. 술을 자주 마시고, 기름에 튀긴 음식이나 밀가루 음식, 자극적인 음식을 즐겨 먹고, 또 야식을 자주 하는 것이 문제가 될 수 있다. 그리고 체질적으로 아랫배가 차가운 사람도 장 기능이 현저히 떨어진다. 사상체질에서 소음인은 음식을 조금만 많이 먹어도 소화가 안 되고, 평소 먹지 않는 약간 색다른 음식을 먹어도 배가 살살 아프다고 호소한다. 아무리 몸에 좋은 음식을 먹어도 장 속에 부패균이 그득하다면 오히려 독소가 될 수 있다.

가스가 차고, 대변이 무르고, 볼일을 봐도 시원하지 않고, 늘 화장실을 들락거리는 사람은 일반적인 프로바이오틱스로는 해결하기 힘든 경우가 많다. 만성 장누수증후군이 있는 사람의 장을 살펴보면 유해균이 장 내벽에 마치 화학결합 수준으로 딱 붙어있어서 좀처럼 제거하기 어렵다. 프로바이오틱스를 먹으면 장내에 떠돌아다니는 유해균은 억제하지만, 장 내벽에 붙어있는 유해균까지 없애주지는 못한다. 그래서 유산균을 먹을 때는 조금 나아진 듯하다가 유산균을 멀리하면 또다시 재발하는 경향이 있다.

장 누수가 왜 생기는지 구체적으로 알아보자. 지독한 방귀 냄새의 주범은 뭐니 뭐니 해도 암모니아(NH3)라고 할 수 있다. 인체에는 산성 물질보다 알칼리성 물질이 더욱 해로운데, 암모니아는 약알칼리성을 띠면서 점막에 화상을 입힐 정도로 문제가 되고, 효소를 만드는 부위에도 타격을 주는 성분이다. 장 누수 상태에서는 각종 노폐물, 음식 찌꺼기, 화학 독소, 미생물 등이 간문맥을 통해 전신에 퍼지게 된다. 결국 장 누수는 온갖 질병의 원인이다.

그람 음성균이 죽게 되면 세포벽이 떨어져나온다. 이러한 유해균의 찌꺼기가 인체의 내독소(Endotoxin)로 작용한다. 그람 음성균의 내독소가 LPS이다. LPS(Lipopolysaccharide)는 간문맥을 통해 간에 유입되고, 간에 있는 대식세포 역할을 하는 쿠퍼셀의 LPS 수용체인 TLR4에 결합한다. 그러면 일반적인 지방간이 지방간염으로 발전되고, 폐의 허파꽈리에 있는 대식세포에 결합하여 폐렴이나 천식을 유발할 수 있다. 그뿐만 아니라 피부에 있는 대식세포와 결합하여 아토피성 피부염을 일으키기도 한다. 장내 부패는 이렇게 전신에 치명타를 입힌다. 그러니 부패된 장은 만성 염증의 시발점이라고 할 수 있다.

05

가스가 부글부글 SIBO증

SIBO증(Small Intestinal Bacterial Overgrowth)은 소장에서 세균이 과증식된 상태를 말한다. SIBO증에서 말하는 소장이란 공장(空腸, Jejunum)을 일컫는다. 소장에는 십이지장, 공장, 회장이 있는데, 십이지장에서는 담즙과 췌장 효소가 나와서 음식물을 소화하고, 공장은 주로 비어있다.

SIBO증 유병률은 전체 질환 중 2.5~22% 정도 된다고 하는데, 과민성대장증후군(IBS)이 있는 환자에게서는 30~85% 정도로 높게 나타난다. 위장은 소화하는 역할을 하고, 소장은 영양분을 흡수한다. 세균이 많지 않은 공장은 주로 영양소를 흡수하고, 회장에서는 영양분의 흡수보다는 담즙산의 재흡수가 일어난다. 그런데 SIBO증에 걸리면 공장에 세균이 너무 많아져서 영양분을 세균이 다 먹어 치우는 상태가 된다. 그러니 영양소 결핍상태가 유발될 수밖에 없다.

우리 몸 여러 곳에는 괄약근들이 있다. 식도의 괄약근이 느슨해지면 역류성 식도염에 걸리고, 요도의 괄약근이 약해지면 요실금이 생기고, 항문의 괄약근이 약해지면 변실금에 시달린다. 이렇게 괄약근이 제 역할을 못 하면 굉장히 곤란한 일이 일어난다.

십이지장과 담관, 췌장이 만나는 지점에 오디괄약근이 있다. 또 소장에서 대장으로 내려가는 길목에는 회맹판이라는 괄약근이 있다. 괄약근이 때에 맞춰 잘 조여져야 해당 성분들이 그 장기의 조건에 맞게 남아서 유지될 수 있다. 만약 이런 괄약근들이 제 기능을 발휘하지 못한다면 해당 성분들이 다른 곳으로 넘어가게 된다. SIBO증은 회맹판 손상으로 대장 속에 있어야 할 균들이 소장으로 올라가서 가스가 차고 부글거리며 불편한 증상을 유발하는 것을 말한다.

SIBO증은 이렇게 대장에 있어야 할 유해균들이 소장으로 넘어가서 소장이 쑥대밭이 되는 것이다. 소장과 대장 사이에 회맹판이 꽉 조여져서 다 소화된 음식만 대장으로 내려가야 하는데, 너무나 차가운 음식이나 기름진 음식, 밀가루 음식을 먹는 탓에 장 누수가 일어나고, 대장에 유해균이 너무 득실거리다 보니 소장과 대장의 장벽 역할을 하는 회맹판의 기능이 약해지는 것이다.

소장과 대장은 소화된 후 일정 시간 비어있어야 장 내벽이 짱짱하게 유지된다. 그러나 쉼 없이 먹어대고 과음하는 습관 때문에 회맹판의 기능이 느슨해진다. 햇볕이 쨍쨍한 날에 빨래를 널면 뽀송뽀송하게 잘 마르지만, 비 내리고 축축한 날씨에는 빨래가 잘 마르지 않고 냄새가 나듯이 늘 가스가 차고 부글거리는 장 안에 있는 괄약근도 상태가 나빠지면 느슨해지기 마련이다. 그러면 대장의 독한 균들이 소장에 침범하여 정상적인 소화 흡수 과정을 방해하고 면역력을 극도로 떨어뜨리는 것이다.

부패균은 효소의 작용, 소화 흡수작용, 대사작용을 방해한다. SIBO증이 있으면 소장 내 미세융모가 손상되고, 이당류를 단당류로 분해하는 작용이 방해받는다. 과당, 소르비톨 등의 단당류는 사람과 세균 모두 활용이 가능하지만 장내 세균도 단당류를 대사하니 영양소를 세균들에게 빼앗겨서 사람의 영양소가 결핍될 수 있다. 사람은 이당류를 장점막 상피세포로 흡수하지 못하지만, 세균(부패균)은 이당류 상태에서 흡수하여 에너지원으로 사용할 수 있다. 세균들의 생명력이 사람보다 강한 것 같다. 그러니 소장 내 세균 과증식 상태인 SIBO증에 걸리면 영양소 결핍이 일어날 수밖에 없다.

특히 비타민B12는 회장에서 장내 세균(유익균)에 의해서 합성이 된다. 그러나 SIBO증에 걸리면 부패균이 많아지는 상황이 되므로 조혈에 필수적인 비타민B12의 합성이 수월하지 않아 결국 결핍이 일어나서 악성 빈혈증이나 신경 형성에 어려움을 겪을 수 있다. 신경을 피복처럼 싸고 있는 미엘린 수초 형성에는 비타민B12가 필요하다. 비타민B12가 부족해지면 신경의 찌릿찌릿한 반응 즉 전기가 통하는 것 같은 느낌을 받을 수 있다. 이럴 때 비타민B12를 보충해서 먹는 것이 중요하다. 하지만 위와 장의 기능이 정상이라면 굳이 영양소를 챙겨 먹지 않아도 무방하다.

비타민K도 장내 유익균에 의해서 합성된다. 장 기능이 약해지면 비타민K1이 부족해져서 지혈에 문제가 생기고, 비타민K2가 부족해서 혈관 속에 떠다니는 칼슘 성분을 뼛속으로 들여보내지 못하므로 석회화가 진행될 수도 있다. 아이들이 코피를 잘 흘린다면 좋은 유산균을 먹게 하는 것이 좋다.

결국 인간은 미생물의 도움 없이는 살아갈 수 없다. 유익균은 외부의 이물질로부터 몸을 보호해주고, 먹은 음식이 잘 분해되게 도와주고, 꼭 필요한 영양소가 합성되도록 도와주는 역할을 한다. 이것이 인간과 미생물이 공존하는 삶이라고 할 수 있다. 단, 악성 부패균이 많아지면 우리 몸은 병적인 상태에 빠지므로 적당한 식사와 유산균 보충이 필요하다.

조물주가 정교하게 회맹판을 만들었어도 무분별한 식생활이 이 기능을 망가뜨린다. 인간의 지나친 식탐이 문제다. 보통 심각한 SIBO증에 걸려서 병원에 가면 항생제를 처방해주는데, 대표적으로 노르믹스(Rifaximin)를 처방한다. 노르믹스는 체내로 흡수되지 않고 위장관 내에 머물면서 SIBO증을 일으키는 부패균의 증식을 억제한다. 그러나 잦은 항생제 처방이 꼭 좋은 것은 아니다.

SIBO증을 일으키는 원인균은 스스로 만든 바이오필름(Biofilm)

속에 숨어지내기 때문에 항생제의 영향을 받지 않고 여전히 생존할 확률이 높다. 세균들의 생명력이 정말 교묘하고도 끈질기다는 생각이 든다. 어떻게 하면 이토록 끈질긴 세균을 퇴치할 수 있을까? 바이오필름은 셀룰로오스로 구성되어 있다. 이것을 녹이는 효소가 셀룰레이즈(Cellullase)이다. 세균을 퇴치하려면 섬유질의 연결고리를 셀룰레이즈가 분해하여 포도당으로 만들어서 소화 흡수를 시키면 된다. 그런데 셀룰레이즈는 체내에서 만들어지지 않는다. 이런 경우 효소제를 통해 영양소로 섭취하면 세균의 바이오필름을 끊어버리고 그 속에 숨어지내는 악성 부패균들을 퇴치할 수 있다. 이런 목적으로 효소제를 사용한다면 식후보다는 공복에 복용하는 것이 더 효과적이다.

소화효소가 부족해지면 완전히 소화되지 못한 음식물 찌꺼기가 소장이나 대장에 유입되어 부패균이 극성을 부릴 것이다. 이때 단백분해효소가 다량 함유된 효소 제품은 이런 단백질 찌꺼기까지 분해해서 위장관뿐만 아니라 혈액을 깨끗하게 유지하도록 도움을 줄 것이다. 혈액을 깨끗하게 할 목적으로 효소제를 복용한다면 역시 식후보다는 공복에 복용할 것을 권한다.

만약 복부팽만, 만성 설사나 변비, 소화불량 등의 증세가 식이섬유가 든 음식을 먹은 후 증상이 더 심해진다면 SIBO증이라고 추측할 수 있다. 식이섬유 제제는 대부분 도움이 되지만 SIBO증이 있는 사람이 식이섬유 제제를 먹으면 장내 가스가 차고 복통 등의 증상이 심해질 수 있다는 점을 염두에 두어야 한다. 소장에 있는 세균들이 식이섬유를 대사시켜 가스를 심하게 발생시키고 복통이나 소화불량 증상이 악화될 수 있다.

SIBO증이 있으면 포드맵 식단을 주의해야 한다. 포드맵(FODMAP) 식단이란 장에서 흡수하기 힘든 특정 성분을 가리키는 것으로, 장내에서 발효되기 쉬운 올리고당 등의 당류를 말한다. 그래서 SIBO증이 있는 사람들은 우유(유당), 과당이 많은 수박이나 사과 등의 과일, 현미, 잡곡, 콩, 양배추, 브로콜리, 마늘, 양파 등 우리 몸에 좋다고 알려진 식품들도 먹을 때 조심해야 한다. 커피, 탄산음료, 자일리톨, 장에 좋다고 알려진 프로바이오틱스도 SIBO증이 있는 사람들은 삼가는 게 좋다. SIBO증에는 프로바이오틱스 대신에 사균체인 포스트바이오틱스(Postbiotics)를 복용할 것을 권한다.

SIBO증을 일으키는 세균은 무방비 상태에 노출된다. 이때 콩을 공서배양법으로 발효시켜 천연항생제 역할을 하는 박테리오신이 고함량 함유된 유산균 생성물질을 효소제와 같이 복용하면 최고의 해법이 될 것이다. 항생제는 유익균과 유해균 모두 사멸시키지만, 유산균 생성물질 속에 함유된 박테리오신은 유해균만을 선택적으로 사멸한다. 이 방법은 SIBO증을 해결하고 장 기능을 정상화하는 데 효과가 커서 나도 약국에서 자주 사용하고 있다. 어떤 제품으로도 낫지 않았던 장누수 환자들이 박테리오신이 40%가량 함유된 유산균 생성물질을 복용한 후 좋아진 사례가 아주 많다. 내 남편도 음주한 후에 변이 퍼지는 편인데 이 제품을 복용한 후 황금색 바나나 변을 보았다며 탄성을 자아냈다.

약국 사례

- 청주시 오창약국 김진태 약사

젊은 부부가 약국에 와서 유산균에 관해 문의했습니다. 얘기를 들어보니 남편분이 과민성대장증후군 때문에 배가 아프고 설사로 고생이 심하더라고요. 그런 증세에는 투윅스 리퀴드가 효과가 있다고 설명했습니다. 그러자 남편분이 웬만한 유산균을 다 먹어봤는데 효과가 없었기 때문에 제 말을 못 믿겠다는 반응을 보였습니다. 그래서 학술적인 설명까지 곁들인 후 일단 일주일만이라도 먹어보라며 8포를 드렸습니다.
일주일 후에 아내분이 약국에 와서 밝은 표정으로 "남편이 이것 먹고 확실히 배 아프다는 소리를 덜하고 설사도 줄었습니다."라고 말했습니다. 제가 "다음에는 한 달이라도 꾸준히 드시면서 근본적으로 장의 문제를 해결하세요"라고 말씀드렸더니 10포를 더 사 갔습니다.

06

과민성대장증후군의 추억

우리나라에는 약 150만 명의 과민성대장증후군(IBS, Irritable Bowel Syndrome) 환자들이 있다고 한다. 유당불내증이 있는 사람은 우유를 먹으면 유당을 소화하지 못해서 장에 물을 끌어들이고 그로 인해 설사가 유발된다. 과민성대장증후군이 있는 사람은 아랫배가 체질적으로 차갑고, 스트레스에 과민하게 반응하며 소화가 잘 안되는 음식(포드맵 음식)을 못 먹는 특징이 있다. 이러한 환경에서는 장내 부패균이 증식한다.

나는 채소를 좋아해서 물에 슬쩍 씻어서 먹어도 탈이 나지 않는 편인데, 아랫배가 차갑거나 소화력이 약한 사람은 별것 안 먹었는데도 배가 아프고 탈이 나곤 한다. 소화력이 떨어지는 사람은 채소를 날로 먹기보다는 살짝 데쳐 먹으면 섬유질이 끊어지면서 그 속에 들어있는 영양성분이 잘 용출되므로 소화 흡수하기가 편할 것이다. 식물은 자신을 보호하기 위한 독성 성분이 있는데 열을 가하여 조리하면 독성물질이 날아가거나 분해되기 때문에 소화력이 약한 사람은 채소를 데쳐 먹는 게 안전하다.

장에 부패균이 과도하게 증식된 암환자, 면역억제제 복용자, 장누수증후군 환자, 과민성대장증후군 환자는 프로바이오틱스 제품을 삼가거나 신중히 투여해야 한다. 생유산균은 면역력이 약한 사람을 공격하는 경우가 있지만 사균체 유산균은 면역력이 약해도 안전하다. 부연하자면 생채소는 생유산균으로, 물에 살짝 데친 채소는 사균체 유산균으로 이해하면 된다.

'위, 대장 반사'라는 것이 있다. 음식을 먹으면 위장, 소장, 대장에 있던 음식물 찌꺼기가 하부로 이동하는 것을 말한다. 그런데 과민성대장증후군이 있는 사람은 위, 대장 반사가 너무 항진되어 먹자마자 화장실로 직행할 수 있다. 나도 20대에는 음식을 먹고 얼마 지나지 않아서 화장실에 가야 했는데, 그 당시에는 장누수증후군이나 과민성대장증후군이 있었다는 사실을 전혀 몰랐다. 음식을 먹어도 살이 붙지 않고 낯빛이 어두웠다. 장이 건강하지 않아서 얼굴에 여드름이 많이 생기고 신경은 예민했다. 그뿐만 아니라 위장 기능도 떨어져서 자주 체하고 소화하기가 힘들었다. 당연히 혈액도 부족한 상태였다. 아랫배는 차가웠고 생리불순도 심했다. 자연스레 유익균이 줄어들고 균교대증으로 칸디다균이 많아지니 질염도 있었다. 그 당시에는 누구에게도 표현을 못 하고 혼자서 고민했던 기억이 있다. 젊은 여성도 장 기능이 떨어지면 질염으로 고생할 수 있는데, 곰팡이균 치료보다 장 기능 개선이 우선되어야 한다.

약국 사례

- 경기도 장우익 약사

제가 일하는 약국에 60대 여성이 방문하여 상담했습니다. 제부가 밥을 먹고 나면 화장실로 직행할 만큼 장이 안 좋다고 했습니다. 이 때문에 여행 가는 것은 꿈도 못 꾸고, 사람 만나는 것도 꺼리고, 어딜 가면 화장실 위치부터 알아놓는 게 제일 먼저 하는 일이라고 했습니다. 제부는 치질 수술을 한 다음부터 그렇게 됐다고 생각한답니다.

장-뇌축 이론과 악성 유해균에 관해 쉽게 설명해주었습니다. 그런 후 투윅스 리퀴드와 마음을 편하게 해주는 홍경천 제제인 살리드로를 챙겨드렸습니다. 얼마 후 그분이 약국에 오셔서 제부의 장 건강이 호전되었고, 음식을 먹자마자 화장실에 가지 않는 것이 이상하게 여겨질 정도라고 했습니다. 그분은 30포를 재구매하며 감사의 인사를 전했습니다.

3장

항생제와 박테리오신

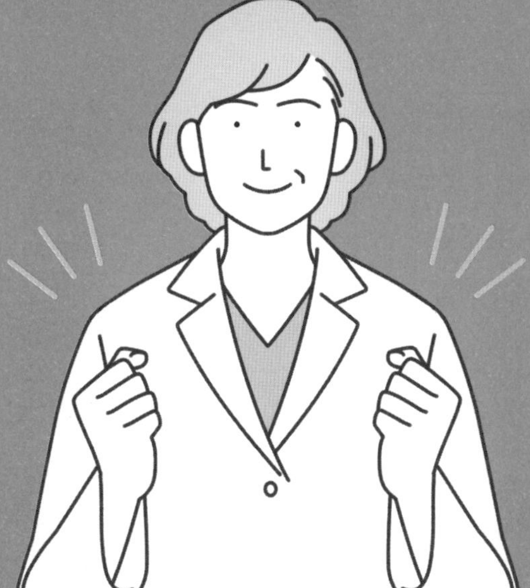

07

장내 부패균을 다스리는 박테리오신

우리 몸의 장내 세균총은 유익균과 유해균의 비율이 85:15 정도이다. 중간 균인 대장균은 유익균이 많으면 유익균 역할을 하고, 유해균이 많으면 유해균 역할을 하는 일종의 기회균이다. 유익균은 유산균이 많이 함유된 발효음식 등을 먹으면 증식하고, 유해균은 고지방식, 고탄수화물식, 활동량이 적은 좌식생활, 항생제 남용 등으로 증식한다. 유해균은 장내 불균형(Dysbiosis)이 되면 늘어난다. 그로 인해 가스가 차고, 설사와 변비가 반복되어 화장실을 들락거린다.

유해균이 증식할 때 상대적으로 덜 해로운 유해균이 있고 또 아주 독한 유해균도 있다. 악성 유해균은 일반 유산균을 먹어서는 제거가 힘든데 그 이유는 독한 유해균이 몸속에 오래 있었기 때문에 이미 장 속에 고착화되어서 그런 것이다. 고착화된 유해균은 마치 화학결합 수준으로 장융모에 딱 달라붙어 있으면서 장을 괴롭힌다. 장염에 걸려서 항생제를 먹으면 유해균과 유익균까지 죽이지만, 이렇게 토착화된 유해균은 제거하지 못한다. 하지만 유산균 생성물질 속에 함유된 박테리오신을 몇 달 연속해서 먹어주면 토착화된 유해균까지 제거되는 경우가 많고 나만의 고유 유익균 배양에도 도움이 된다.

항생제와 박테리오신은 유사한 개념이다. 플레밍은 푸른곰팡이에서 페니실린을 발견했는데 곰팡이균 속에 항균 성분이 있다. 같은 개념으로 박테리오신은 식물성 유산균에서 만들어지는 항균물질이다. 항생제는 내성과 여러 부작용이 있어서 장기간 복용할 수 없지만, 박테리오신은 내성이 생기지 않아서 장기간 복용해도 무방하다. 박테리오신은 유익균에게는 전혀 타격을 주지 않고 유해균만 무찌르는 똑똑한 항균물질이라고 할 수 있다.

'박테리오신'이란 단어의 의미를 살펴보면 '박테리아'는 세균, '씬~'은 죽인다는 의미를 내포하고 있다. Bacteriocidal action은 '살균작용'이라고 하고, Bacteriostatic action은 '정균작용'이라고 한다. 박테리오신의 개념은 서양이 아니라 일본에서 나온 것으로 체계화된 논문은 많지 않다.

1925년 그리타(Grita)라는 과학자는 대장균에서 발견한 물질이 다른 세포 속의 대장균을 죽이는 것을 알아내고 콜리신(Colicin)이라고 이름을 지었다. 1952년에는 제이콥이라는 과학자가 이런 비슷한 물질을 하나로 묶어서 박테리오신(Bacteriocin)이라고 명명했다. CRP[1]가 증가하고 염증이 심하면 항생제를 써야 하겠지만, 유산균 생성물질 속에 함유된 박테리오신은 장기간 복용해도 부작용이 없고 장내 악성 유해균을 사멸시키며 면역력을 증진하면서 나만의 고유한 유산균을 길러준다.

서양은 낙농업이 발달했고 우유나 요구르트, 치즈, 버터 등이 많이 생산된다. 유럽 나라 중 약간 서늘한 지역에서는 세계적으로 유명한 균주로 만든 유산균을 생산한다. 우유를 10시간 정도 발효시키면 단일 균주의 유산균이 배양되고 이렇게 배양된 균주들을 몇 가지 배합해서 제품화한다. 그런데 우유를 10시간 이상 발효시키면 부패가 일어나므로 그 이상 발효시킬 수 없다. 반면 식물성 유산균은 보다 장시간 발효가 가능하다. 동양에는 예로부터 내려온 발효음식으로 간장, 된장, 청국장, 김치 등이 있고 이들은 염도가 높은 환경에서 살아남은 균주들이므로 자생력이 강하다. 이렇게 식물성 유산균을 단일 균주가 아니라 여러 균주를 동시에 발효시키는 방식을 공서배양이라고 한다. 콩을 공서배양법으로 발효시킨 유산균 생성물질은 악성 유해균을 사멸시킬 뿐만 아니라 혈관 청소 기능까지 있다.

---

1 C Reactive Protein(C 반응성 단백질). 염증의 정도를 나타내는 수치로 0.5~1mg/dl가 기준치이다.

야생에서 피어난 들꽃은 강한 햇볕과 비바람을 견디면서 자라서 생명력이 강하지만, 온실 속의 화초는 곱게 자라서 야생에 던져지면 살아남기 어렵다. 평소에 꽃을 좋아하는 나는 사진작가 김정명이 유튜브에 올린 백두산의 야생화 시리즈 중 '바람과 비를 견디는 꽃' 편을 보고서 자연에 대한 경외심을 느끼고 감동한 적이 있다. 여린 꽃잎이 고산지대의 엄청난 바람과 비를 견디며 살아남는 장면은 두고두고 기억에 남을 것 같다. 이처럼 식물성 포스트바이오틱스의 항균력과 자생력이 야생화처럼 강하다는 생각이 든다.

식물을 발효하는 방법은 매우 까다로워서 좀처럼 성공하기 어렵다고 한다. 왜냐면 어렵게 배양해도 부패하기 쉽기 때문이다. 일본에서는 일찌감치 콩을 발효시켜 만든 유산균 생성물질(포스트바이오틱스)이 상용되고 있는데, 우리나라에서도 수년 전부터 분말 형태가 개발되었고 지금은 액상화에도 성공했을뿐더러 제품력이 날로 향상되고 있다.

'투윅스 체인지'라는 상품명의 유산균 생성물질 제품이 영양학을 공부하는 약사들 사이에서 꽤 유명하다. 여러분 중에도 입소문을 통해 알고 있는 분이 있을 것이다. 이 상품명은 유해균으로 가득 찬 장내 환경이 2주 후부터 점차 유익균으로 바뀐다는 의미에서 유래되었다고 한다. 먹은 지 2~3개월 후에는 박테리오신의 항균력이 유해균을 점차 몰아내고 그 자리를 유익균으로 채우면서 장내 환경이 완전히 바뀌게 된다. 게다가 우리나라에서 개발된 유산균 생성물질 속에는 곰팡이균을 사멸할 수 있는 기술력이 탑재되어 있다. 그러나 일본 제품들은 과거 전통방식의 배양법만을 고수하기 때문에 그렇지 않다. 우리나라 제품은 계속 과학화 과정을 거치면서 기술력이 향상되고 있다. 현재 일본에서 배양된 유산균 생성물질이 중간 마진이 붙어서 상당히 비싼 가격에 수입되고 있지만, 국산 제조 기술로 배양된 유산균 생성물질은 발전된 기술력이 더해져서 가성비가 훨씬 높은 것 같다.

박테리오신은 3가지 모드로 작용한다.

❶ 유익균 증가(Colonising peptide): 유익균이 잘 정착할 수 있게 도와준다.

❷ 유해균 직접 사멸(Killing peptide): 박테리아를 죽이는(bacteriocidal) 작용.

❸ 면역세포 활성화 작용(Signaling peptide): 점막세포 아래에 면역세포인 수지상 세포가 있는데 여기에 신호(signal)를 주어 면역력을 높인다.

세균에 의한 급성 감염병에는 항생제를 사용한다. 하지만 만성 염증에 항생제를 사용하면 부작용과 내성이 생기므로 천연항균물질 역할을 하는 박테리오신이 함유된 유산균 생성물질이 좋다. 유산균을 배양하면 웃물과 덩어리로 나누어지는데, 보통 우유로 만든 프로바이오틱스는 웃물은 버리고 덩어리만 사용한다. 하지만 유산균 생성물질은 덩어리와 액체를 다 같이 사용하는 특징이 있다. '동치미 국물에는 박테리오신이 있고, 동치미 무에는 유산균이 붙어있어서 균체 덩어리가 있다.' 이렇게 알아두면 이해하기 쉽다. 소화가 잘 안되는 떡이나 고구마를 먹을 때 동치미 국물과 같이 먹으면 소화가 쉬운데, 그 속에 유산균 생성물질이 들어있고 덩어리는 균체 성분이므로 위와 장에 좋은 역할을 하는 것이다.

균체 성분의 덩어리가 너무 크면 장 세포에 정밀하게 작용하기 어렵다. 이 균체 성분을 효소로 작게 분해하면 면역력을 더 높일 수 있다. 박테리오신은 유해균을 죽이는 성분이고, 균체는 유익균을 늘려주는 성분이다. 분말형 제품은 박테리오신과 균체 성분을 50:50으로 섞은 것으로, 초기 투여량으로 악성 유해균을 빨리 사멸시키기에는 조금 약한 점이 있다. 이것을 보완하여 액상 속에 박테리오신의 함량을 40%로 증량시킨 제품이 개발되었다. 게다가 요즘에는 항균력을 더 증대시켜 금강송 유래 OPC(피크노제놀)와 매실, 사철쑥, 차즈기 엑스까지 유효함량으로 첨가하여 그 항균력이 점점 좋아지고 있다.

분말형 제품 안에는 배양액의 10%가 들어있다. 겨우 그 정도밖에 포함이 안 되었냐고 할 수 있겠으나 더 넣으면 맛이 없어서 못 먹는다. 배양액의 10%를 넣는 것도 상당히 많은 양을 농축한 것이다. 반면 액상형 제품 속에는 유산균 생성물질의 원액 40%가 들어있다. 40%는 음용 가능한 최대 용량이고 유해균을 사멸시키는 최적의 농도다. 공복에 음용하면 흡수력이 더 좋다. 물에 타서 먹어도 되고, 빨아 먹은 후에 물한 잔을 마셔도 된다. 한두 달 먹어보면 쾌변을 경험할 수 있고, 급한 장염으로 인한 설사뿐 아니라 프로바이오틱스 제품으로 조절이 어려운 만성 장누수증후군이나 궤양성 대장염이 있는 분들에게도 좋은 반응을 보인다. 늘 변이 퍼져서 변기가 더러워지는 분도 며칠 내로 황금색의 바나나 변을 보게 되어 탄성을 자아내곤 한다.

나는 부패균이 가득하여 가스가 차고 설사와 변비가 반복되는 분들에게 먼저 액상형 제품을 드시게 하고, 심한 증상을 보이는 분에게는 하루 두 포를 복용하게 하여 유해균을 적극적으로 사멸하게 한다. 한두 달 정도 지나면 장내 환경이 매우 좋아지므로 점차 분말형으로 바꿔드리는데, 분말형 제품 속에는 균체 성분이 많이 함유되어 있어서 면역력 증강에 도움이 된다. 만성 염증을 관리하는 차원에서도 꾸준히 먹어주면 좋을 것이다.

이런 제품들은 일반적인 프로바이오틱스보다 약간 고가이다. 하지만 온갖 유산균을 먹어도 해결이 안 되었던 분들이 입소문을 통해 약국에 찾아와서 드시는 편이다. 또한 내가 급성 설사나 복통을 해결하기 위해 몇 포 드렸던 것을 먹어보고서 너무 효과가 좋아 아예 통으로 구매하는 분들도 있다. 나는 약국에 장 누수 그림을 붙여놓고 손가락으로 짚어가면서 설명해준다. 촘촘해야 할 장 내벽이 누수되고 그 누수된 틈으로 여러 가지 유해물질이 유입되는 것을 보고 나면 왜 자신의 장 문제가 지금껏 해결이 안 되었는지 충분히 이해했다며 고개를 연신 끄덕인다.

요즘에는 여름이고 겨울이고 가릴 것 없이 음식을 먹고 탈이 나는 사람들이 참 많다. 급성 장염은 장에 염증이 생겨 복통과 설사, 혈변, 발열 등의 증상이 나타나는 질환이다. 다른 사람에게 옮기는 감염성도 있고, 그렇지 않은 장염도 있다. 포도상 구균, 비브리오균, 살모넬라균 등의 세균이 그 원인이고, 여러 바이러스도 장염을 일으키게 한다.(부산일보 최해규 기자의 기사 참조) 겨울철에는 노로바이러스 감염이 많고, 여름에는 생채소나 과일을 많이 먹어서 탈이 난다. 초여름에 조개류를 잘못 먹거나 회 종류, 생미나리를 먹고 탈이 나는 경우도 많다.

겨울철에는 비닐하우스에서 재배되는 딸기를 먹고 탈이 나는 사람이 많다. 딸기를 높은 곳에 올려서 재배하기 때문에 농약을 안 쳐도 된다고 하지만, 사실 딸기에 무수히 난 구멍들 사이사이에 장이 약한 사람들에게 문제를 유발하는 세균이나 곰팡이균이 있을 수 있다. 나는 배 아파서 설사하고 복통이 생기고 심지어 토하는 분들에게 유산균 생성물질 액상 제제를 2~4포 정도 드리곤 한다. 물론 증상이 심한 분에게는 지사제나 진경제를 같이 권하고, 오령산, 반하사심탕 같은 한방제제도 같이 추천한다.

어느 날, 부모님의 복통 증상으로 오전에 제품을 사 갔던 분이 오후에 또 약국에 방문했다. 그 이유가 궁금해서 여쭤보니 부모님의 복통은 진정되었는데 할머니께서 똑같은 증상을 보여 그 제품을 또 사러 왔다고 했다. 고령의 노인들이 설사를 자꾸 하면 탈수되기 쉬우므로 적극적으로 조치해야 한다.

한번은 게장을 잘못 드시고 탈이 난 시어머니의 약을 사기 위해 약국에 방문한 며느리가 있었다. 그분에게 식물성 유산균 생성물질을 몇 포 드렸다. 며칠 후 병원 항생제 치료도 소용없던 배앓이가 좋아졌다는 말을 전해 들었다. 나는 항균력 좋은 포스트바이오틱스 덕분에 병원에 가서도 해결이 안 되는 장염을 낫게 해주어 고맙다는 인사를 자주 듣는다. 소문을 듣고 약국에 오신 70대 할머니는 "늘 설사를 달고 살기 때문에 어디 멀리 가는 것은 꿈도 못 꾼다"라고 하셨다. 이분에게 액상형 포스트바이오틱스를 30포 드렸는데, 그 제품이 떨어지면 계속 가져가셨고 수개월 후에 상태가 상당히 좋아졌다며 정말 고맙다고 하셨다. 이렇게 셀 수 없을 정도로 호전된 사례가 많아서 나는 이 제품을 무척 신뢰하게 되었고 배탈로 고생하는 분들에게 자신있게 권하고 있다.

장누수증후군이나 SIBO증이 있다면 식물성 포스트바이오틱스인 유산균 생성물질 액상 제제를 두세 달 정도 충분히 투여해 주는 것이 좋다. 그러면 그 속에 함유된 천연항균물질인 박테리오신이 장 내벽에 철석같이 붙어있던 악성 부패균을 사멸시키고, 나만의 고유 유익균이 득세하도록 해준다. 그와 더불어 찬 음식이나 밀가루 음식, 기름기 많은 음식, 패스트푸드 등 위장에 해로운 음식은 자제하고, 음식을 먹을 때는 꼭꼭 씹어 먹어야 하며, 지나친 음주도 삼가야 한다.

나는 배탈이 난 분들에게 며칠간은 날로 된 채소나 과일을 금하라고 조언한다. 그래야 약해진 장에 생과일이나 채소 속에 함유된 식물성 독소가 자극하지 않기 때문이다. 위장 질환은 좋은 영양소도 중요하지만 그보다 식습관 조절이 우선되어야 좋은 결과를 거둘 수 있다.

08

항생제 내성균과 박테리오신의 숨바꼭질 승자는 과연 누구?

1950~60년대에는 페니실린을 먹거나 주사를 맞으면 거의 만병통치 수준으로 약발이 잘 들었다고 한다. 하지만 요즘은 웬만큼 강하다고 하는 항생제를 먹어도 잘 낫지 않는 경우가 허다하다. 항생제의 무분별한 남용이 그 원인일 것이다. 사실 감기는 바이러스에 의한 것인데 초기부터 항생제 처방을 하는 경우가 많다. 누가 더 강한 항생제를 처방해서 감기를 단번에 낫게 해주는지 경쟁이라도 하는 것 같다. 감기바이러스로 인해 2차 염증이 생겼을 때는 항생제 처방을 해야 한다. 하지만 처음부터 무조건 강한 항생제를 먹어야 빨리 낫는다는 오해를 하는 사람들이 부지기수다.

우스갯소리로 '감기에 약 먹으면 7일 걸리고 안 먹어도 일주일 걸린다'는 말이 있다. 초기 감기에는 약간의 해열진통제가 필요하지만,

차라리 갈근탕이나 패독산 계통의 한방약을 먹고서 땀을 내며 푹 쉬는 게 효과적일 수도 있다. 하지만 코로나 팬데믹 이후 약간만 기침하거나 콧물을 흘려도 혹시 민폐를 끼칠까 봐 더 빨리 낫기를 바라는 사람들이 많아졌다.

감기약을 처방할 때 페니실린은 거의 내성이 생겨서 잘 안 들으니 페니실린 내성균에 대한 항생제 처방이 먼저 나오는 편이다. 그래도 낫지 않으면 곧바로 세파 계열 항생제나 클래리스로 마이신 등 고단위 항생체 처방이 다반사로 나온다. 아동 병원은 일반 내과나 이비인후과에서 해결이 안 되는 아이들이 가는 곳이라서 그런지 항생제 두 가지를 동시에 처방하기도 한다. 게다가 스테로이드 제제도 무차별로 투입되고 있다. 약에 대한 부작용을 염려하기보다 우선 빨리 증상을 없애는데 집중하다 보니 항생제 내성이 점점 심해질 게 불 보듯 뻔하다.

중한 질환에 걸려서 대학병원에 입원했는데 병원에 떠돌아다니는 강한 내성균에 감염되는 원내감염(院內感染) 환자들이 늘고 있다. 이런 병균들은 어떤 항생제로도 치료가 잘 안되는 슈퍼 박테리아이다. 그러므로 유소아나 면역력이 떨어진 사람은 상급병원의 병문안을 자제할 것을 권한다. 한국인의 2019년 연간 항생제 사용량은 26.1일로 OECD 29개국 중 중국, 그리스와 터키에 이어 4번째로 높다. 한국인의 항생제 내성은 심각한 상태이고, 국민 2.61%가 매일 항생제를 복용하고 있다. 한국인의 40%는 페니실린 계열 항생제에 대한 내성이 있고, 황색포도상구균을 치료하는 메티실린 내성률은 67.7%, 녹농균에 대한 카바페넴 내성률은 30.6%라고 한다.

항생제 내성균(Resistant)은 어떤 과정을 통해서 생기는 걸까? 박테리아는 돌연변이와 형질 획득을 통해 내성을 갖게 된다. 돌연변이란 박테리아의 DNA가 스스로 변이를 일으켜서 내성을 갖게 되는 것을 말한다. 내성 유전자를 획득하게 되면 항생제를 분해하는 효소를 이용하고, 항생제가 목표물을 공격하지 못하도록 항생제의 3차원 구조를 바꿔 버린다. 그리고 항생제가 박테리아의 세포 속에 침투하지 못하도록 다양한 전략을 세운다. 이렇게 내성균은 매우 영리하여 살아남으려고 다양한 작전을 세운다. 만약 실제 전쟁 상황이라면 '신출귀몰하다'며 혀를 내두를 것이다.

A라는 박테리아에 대해 B라는 항생물질을 개발하면 A라는 박테리아는 C라는 다른 박테리아가 가지고 있는 B 항생물질에 대한 내성 유전자를 획득해서 항생제 내성 균주가 될 수 있다. 이런 과정을 자연선택을 통한 일종의 형질 획득이라고 한다. 비유하자면 전쟁 중에 적군을 물리칠 첨단 무기가 없으니 옆 나라의 첨단 무기를 가져와서 싸우는 격이다.

그런데 항생제 내성균은 세포 안에 플라스미드(Plasmid)[1]를 가지

1 세포 내에서 세대를 통하여 안정하게 자손에게 유지, 전달됨에도 불구하고 염색체와는 별개로 존재하여 자율적으로 증식하는 유전자의 총칭(출처: 생명과학 대사전)

고 있고, 내성이 없는 감수성 균(Non-resistant)은 플라스미드를 가지고 있지 않은 특징이 있다. 플라스미드란 박테리아가 자기 염색체 DNA 외에 달리 가지고 있는 여분의 DNA인데, 복제가 아주 쉽고 다른 박테리아로 수월하게 옮겨갈 수 있다.

하지만 플라스미드는 세균의 생존에 꼭 필요한 것이 아니라서 상황에 따라 플라스미드를 취하기도 하고 버리기도 한다. 항생제가 있는 상황이라면 당연히 플라스미드를 가지고 있는 것이 생존에 유리하지만 그렇지 않은 상황이라면 플라스미드가 생존에 부담으로 작용하므로 항생제가 통제되는 상황에서는 내성 유전자를 포기하여 버리기도 한다. 이처럼 항생제가 있는 환경에서는 형질 획득을 통해 살아남기 위한 전략으로 플라스미드를 가지고 있다가 필요 없으면 내다 버리는 박테리아는 영리하면서도 이기적이라고 표현하고 싶다.

슈퍼 박테리아를 극복하는 항생제를 개발하는 데는 10여 년의 기간이 필요하다. 하지만 박테리아는 얼마 안 가서 다시 내성 유전자를 획득한다. 박테리아는 정말 불가사리처럼 끈질긴 생명력이 있다는 생각이 든다. 인류의 역사는 결국 인간 대 박테리아, 바이러스와의 전쟁인데, 과학과 의학이 발달해도 인류는 아직 바이러스와 박테리아를 완전히 정복하지 못하고 있다. 코로나바이러스의 경우도 그렇다. 앞으로 교묘하고 끈질긴 균들이 계속 출몰할 것이라고 하니 생각만 해도 두렵고 무섭다.

그렇다면 세균이 스스로 플라스미드를 버리게 해서 내성 균주가 생기지 않도록 하려면 어떻게 해야 할까? 내성이 잘 생기는 항생제를 사용하지 않고도 세균이 살기에 열악한 상황을 만들어주면 된다. 천연항균물질인 박테리오신이 그 해답이라는 생각이 든다. 콩 발효 유산균 생성물질 속에 함유된 박테리오신은 천연항생물질로서, 체내 환경을 항생제 내성균이 살기 어려운 환경으로 만들어 내성균이 플라스미드를 버리게 하는 효과를 기대할 수 있다. 박테리오신이야말로 세균과의 전쟁에서 세균이 백기를 들고 항복하게 만드는 최고의 첨단 무기인 셈이다. 유산균 생성물질을 항생제 투여할 때 같이 복용하게 한다면 세균이 플라스미드를 버리는 효과를 기대할 수 있고, 플라스미드가 없어서 내성균이 잘 만들어지지 않는다면 감기약의 효과가 무척 빠르게 나타날 것이다.

장이 나쁘면 만성 신장 질환의 원인이 되기도 한다. 하지만 유산균 생성물질은 신장 투석환자도 안전하게 사용할 수 있는 제품이다. 생균이 아니므로 직접 공격하지 않는다. 장내 부패균이 혈관 또는 전신에 염증을 일으키는 이유는 위장관의 LPS라는 내독소 때문이다. 내독소란 그람 음성균의 세포벽 성분인데, 장내 유익균이 줄어들고 유해균이 늘어나서 대장균이 과도하게 증식하면 LPS가 Th17(면역세포 중 염증반응을 유발하는 T헬퍼세포)을 활성화해서 염증반응을 일으킨다. 부패한 장의 LPS는 Th17을 높이지만, 유산균 생성물질에 있는 균체 성분은 Treg(면역세포 중 조절T세포)를 활성화한다. 즉 장내 부패균의 독소

성분이 면역체계에도 영향을 미쳐 염증반응을 일으키는 것이다. 신장 질환이 있는 사람이 유산균 생성물질을 꾸준히 복용하면 장 기능이 좋아지고 염증반응이 줄어들게 되므로 신장 기능까지 좋아지는 부가효과를 얻을 수 있다.

천연항균물질인 박테리오신은 악성 부패균의 세포벽에 구멍을 뚫어서 무력화시키고, 플라스미드 DNA를 억제하는 기능이 있어서 항생제 내성균이 살지 못하는 환경을 만들므로 사이다 같이 시원한 해결책이라고 할 수 있다. 그런데 시중에 나오는 포스트바이오틱스라고 표기된 제품들을 살펴보면 박테리오신이 함유되었다기보다 유산균의 먹이 역할을 하는 단쇄지방산인 부티르산(Butiric acid) 제제가 대부분이니 잘 따져 먹을 필요가 있다.

09

엄마의 유익균을 접종받아야 아기가 건강하다

장 건강은 장내 미생물과 밀접한 관련이 있다. 신생아의 장내 미생물 균총은 분만 방식과 수유 방식에 따라 큰 영향을 받는다. 자연분만으로 태어난 아기는 엄마의 유익한 장 세균총을 접종받지만, 제왕절개로 태어난 아기는 병원환경과 관련된 부패균이 많은 것으로 관찰된다. 그래서 제왕절개로 태어난 아기들은 알러지성 비염과 천식, 소아당뇨 등에 걸릴 확률이 30% 정도 높다고 한다.

아기의 장에 가장 먼저 증식해서 대장균의 숫자를 줄이는 것은 비피더스균이다. 비피더스균은 모유에 들어있는 올리고당이 증식시킨다. 모유의 올리고당은 병원균의 부착점과 유사하게 생겨서 병원균이 장 상피에 달라붙지 못하도록 방해하는 역할을 한다. 시간이 지나서 아기의 장내 미생물 균총이 안정화되면 모유 속의 올리고당이 줄어든다. 이렇게 모유 수유가 아기의 미생물 균총에 좋은 영향을 미친다.

결국 자연분만과 모유 수유가 아기를 건강하게 만드는 최고의 방법임을 알 수 있다. 출산 후 몇 달간은 아기의 평생 면역력을 결정하는 중요한 시기다. 특히 출생 후 한 달간은 위산이 아직 만들어지지 않은 시기로 장에 유익균이 정착할 수 있는 절호의 기회다. 장내 균들은 서로 좋은 곳을 차지하려고 경쟁하는데 이때 유익균이 아기 장 속에 정착할 수 있도록 도와주면 좋을 것이다. 특히 제왕절개로 태어난 아기나 모유 수유를 하지 못하고 분유를 먹이는 아기라면 부패균을 이겨내도록 해줄 필요가 있다. 식물성 유산균 생성물질을 신생아에게 5분의 1포 정도 물에 희석하여 조금씩 먹여주면 부패균이 억제되고 유익균을 늘려주어 장 건강이 좋아진다. 또한 면역력이 올라가고 아토피나 알러지 같은 질환 예방에도 효과가 있다.

태어난 지 6개월도 안 된 아기가 아토피나 태열이 생겼을 때 무턱대고 스테로이드 연고를 바르기는 어려울 것이다. 기저귀 발진에 스테로이드 없는 연고인 비판텐을 발라줄 수도 있지만 이것만으로는 충분하지 않다. 소중한 아기의 피부 트러블을 진정시키려면 장 기능부터 살펴보는 것이 근본 대책이다.

아토피성 피부염은 11세 이전의 소아에게 가장 많이 발생한다. 아기가 제왕절개로 태어났다면 아토피 유병률이 2배 증가하고, 분유 수유도 아토피 유병률을 2배 정도 높인다. 만약 6개월 이하의 영유아가 모유 혹은 분유밖에 먹지 않았는데 알러지가 있다면 장내 미생물의 문제부터 없애는 것이 현명한 방법이다. 6개월 미만 영아의 피부가 건강하지 못하다면 결국 장내에 부패균이 많은 것이다. 부패균이 많으면 장벽 아래에 있는 면역세포에서 부패균을 억제하려고 염증성 사이토카인을 많이 분비하게 된다. 이러한 염증성 사이토카인 때문에 태열이나 아토피가 심해진다. 이때 사균체로 만든 유산균 생성물로 면역력이 약한 아기의 장을 다스려주면 배변의 문제가 해결되고 피부 트러블도 사라질 것이다.

10

항생제를 먹기만 하면 설사하는 이유

갓 태어난 아기는 엄마의 면역력을 물려받아서 감기에 잘 걸리지 않는다. 하지만 생후 6개월 정도가 지나면 엄마에게서 물려받은 면역은 바닥나고 자기 면역력으로 바이러스나 세균과 싸워내야 한다. 이 때부터 초등 저학년까지가 감기에 자주 걸리는 시기다. 11세쯤 지나면 흉선이 발달하면서 면역력이 서서히 올라가므로 감기에 덜 걸리게 된다.

영유아는 감기에 걸리면 중이염으로 발전하기 쉽다. 호흡기와 내이(內耳)가 구조상 가깝기도 하고, 만약 눕혀서 우유를 먹인다면 중이염에 걸릴 확률이 높아진다. 중이염에 걸리면 항생제 투여가 불가피하다. 바이러스가 염증을 일으키면 면역력이 떨어지고 점막이 약해지기 때문에 그 약해진 점막으로 세균이 침투하기 쉽다. 이같이 면역력이 약한 영유아는 감기에 걸리면 중이염이나 폐렴이 생길 수 있으므로 선제적으로 항생제를 투여하기도 한다.

항생제 부작용 중에는 항생제 내성균 출현 외에 항생제 관련 설사병(AAD, Antibiotic associated diarrhea)이 있다. 유해균을 죽이려다가 유익균도 같이 없어지기 때문에 설사가 유발되는 것이다. AAD는 항생제 복용 후 4~8시간 후에 설사하게 된다. 그래서 6세 이하의 어린이 처방에 항생제가 들어가면 유산균이 보험 적용을 받는다. 항생제를 투여하면 AAD 유래 설사가 50% 확률로 나타날 수 있다.

반면 클로스트리디움 디피셜 장염(CDI, Clostridium difficile infection)은 항생제를 투여받는 환자의 장관에 정상 세균총(Colonic flora)의 구성이 변화되면서 디피셜균이 증식하고 이 세균이 독소를 분비하여 발생하는 항생제 관련 설사병이다. 항생제를 투여하면 위장관에 있는 유익균과 부패균이 모두 사멸한다. 항생제로 인해 일시적으로 무균 상태의 장에 부패균이 먼저 증식하고 이 부패균 중 디피셜균은 세균성 막을 형성해서 설사를 일으킨다. 이 균에 감염되었을 때 처방약으로 메트로니다졸을 사용할 수 있지만 이러한 약물로 장염균을 모두 해결하기는 어렵다. 아무리 약한 항생제라도 위장관 상재균을 대부분 사멸시켜 버리게 되고 항생제 투여 후 약 2주 동안은 부패균이 우세하게 된다.

항생제 투여는 장내 세균 입장에서 볼 때는 원자폭탄과 같은 것이다. 원자폭탄이 떨어지면 엄청난 파괴력이 있고 회복되는데도 상당한 시간이 걸리듯 항생제를 투여하면 장내에 이 같은 상황이 벌어진다. 동네 의원에서 항생제를 짧으면 3일, 길면 5~10일 처방할 수 있겠지만 이렇게 항생제를 복용하면 장내 유익균, 부패균 모두 초토화되고 거의 균이 없는 진공상태가 될 것이다. 그 후에 유익균과 유해균이 서로 우점종이 되려고 경쟁하게 되는데 유익균보다 유해균이 득세할 확률이 더 높다. 그러므로 항생제를 먹어야 할 때는 반드시 유산균을 같이 먹어주는 것이 바람직하다.

항생제 투여 후 설사를 하는 것은 부패균의 독소 때문이다. 지사제를 먹는다면 오히려 독소가 혈류로 유입되는 결과를 초래할 수 있다. 지사제는 너무 심할 때 단기간 사용할 것을 권한다. 설사나 구토 작용은 독소나 이물질을 체내에서 배출시키려는 자구책이기 때문이다.

만약 불가피하게 항생제 처방을 자주 받는 아기에게는 생균보다는 사균 제품을 투여할 필요가 있다. 이럴 때 프로바이오틱스보다 천연항생물질인 박테리오신과 균체 성분이 함유된 포스트바이오틱스 제품을 먹게 해준다면 안심할 수 있다. 연약한 신생아에게는 항생제 투여가 쉽지 않고 좀 더 자란 아이들도 마찬가지인데, 가능하면 평소에 유익균을 관리하여 면역력을 높이고 AAD도 예방하면 좋을 것이다.

4장

변비와 대장암을 예방하는 식이섬유

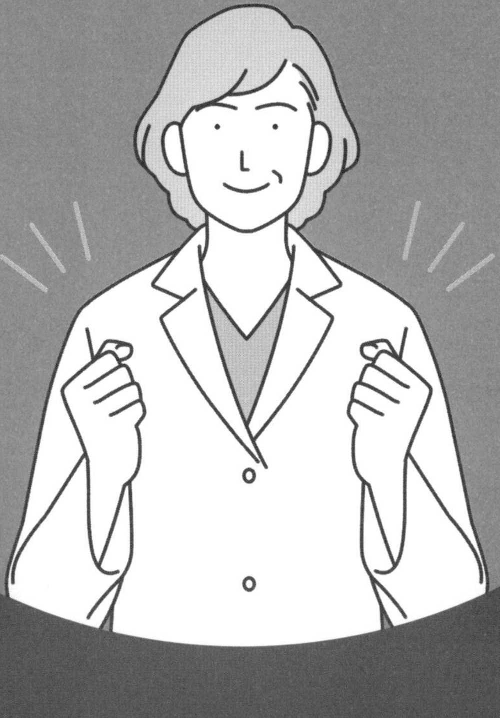

11

식이섬유와 변비

인체에 필요한 5대 영양소는 탄수화물, 지방, 단백질, 비타민, 미네랄이다. 식이섬유는 5대 영양소에 포함되지 않지만 6대 영양소에는 들어간다. 식이섬유는 사람이 소화하지 못하는 탄수화물이라고 할 수 있다.

식이섬유에는 불용성 식이섬유와 수용성 식이섬유가 있다. 채소류와 곡류, 과일 껍질에는 불용성 식이섬유가 들어있고, 과일 등의 과육에는 수용성 식이섬유가 함유되어 있다. 씹어서 딱딱하고 거친 느낌이면 불용성 식이섬유라고 할 수 있는데 견과류, 미강(현미), 셀룰로오스가 불용성 식이섬유에 속한다. 미역, 다시마, 김 등 해조류에는 수용성 식이섬유가 있는데 특히 건미역과 건다시마는 식이섬유 함량이 높은 편이다.

불용성 식이섬유는 몸에 흡수되지 않지만 변을 만드는 핵심 역할을 한다. 변비 개선에는 불용성 식이섬유가, 콜레스테롤 개선에는 수용성 식이섬유가 그 역할을 하게 된다. 하루에 4g 정도의 식이섬유를 섭취하면 변비에 도움이 되는데, 식이섬유 1g은 변의 양을 10g 정도 증가시키는 효과가 있다. 하루에 8g 정도의 식이섬유를 섭취하면 혈중 콜레스테롤 수치의 10~20%를 줄일 수 있고 혈당 개선에도 도움이 된다. 수용성 식이섬유에는 베타글루칸, 아라비녹실란, 이눌린, FOS(프락토올리고당) 등이 포함되고 불용성 식이섬유보다 그 구조가 다양하다.

차전자피는 70%의 수용성 식이섬유와 30%의 불용성 식이섬유로 구성되어 있고, 아라비녹실란도 함유되어 있다. 차전자피는 다공성 물질로서 자신의 무게보다 40~50배의 물을 머금을 수 있어서 가장 이상적인 식이섬유라고 할 수 있다. 유해균이 늘어나면 유익균을 보충하여 균형을 맞추고, 오메가6 지방산 섭취가 많아지면 오메가3 지방산을 보충하여 균형을 맞추듯이, 달콤한 탄수화물을 꼭 먹어야 한다면 식이섬유를 보충할 필요가 있다.

식이섬유는 위장에 들어가면 물을 흡수해서 부피가 늘어나고 포만 중추를 자극해서 배가 부르다는 신호를 전달한다. 그래서 적은 양을 먹어도 포만감을 느낄 수 있다. 다이어트를 할 때 포만감이 충분치 않다면 식이섬유의 섭취량을 늘려주면 배고픔이 줄어든다. 장내 염증이 체내 전체 염증 원인의 50% 정도 되므로 장내 염증을 줄여야 비만을 개선할 수 있다. 식이섬유는 장내 유익균을 증가시켜 비만에 효과가 있다. 장내에는 비만을 일으키는 비만세균인 페르미쿠테스균(Firmicutes)이 있는데 식이섬유는 비만 개선에 도움이 되는 박테로이데테스균(Bacteroidetes)을 늘린다. 변비가 있으면 살이 찔 수밖에 없다.

불용성 식이섬유를 꾸준히 복용하면 대장의 용종 개수를 감소시켜 대장암을 예방할 수 있다. 식이섬유가 적거나 없는 가공 탄수화물은 당지수가 높은 음식이고 인슐린 분비를 촉진한다. 반면에 식이섬유를 많이 함유한 현미 등의 통곡물은 당지수가 낮은 음식이다. 식이섬유는 당질 흡수를 지연시키기 때문에 혈당을 낮추고, 포만감을 높이고, 장 청소를 하고, 변비 예방을 하는 장점이 있다. 한국당뇨학회에서 제시한 하루에 필요한 식이섬유 권장량은 여성 20g, 남성 25g 정도이다. 일반적인 한국인은 식이섬유 섭취량이 5~10g 정도 부족한 편이다.

스타틴 복용으로 30% 정도의 혈중 콜레스테롤을 줄일 수 있지만 부작용이 따른다. 차전자피를 꾸준히 섭취한다면 변비 해소는 물론 혈중 콜레스테롤을 20% 정도 줄일 수 있다. 간에서 혈액 중의 콜레스테롤은 케노데옥시콜린산과 콜린산으로 구성된 1차 담즙산으로 바뀐다. 담즙산 중 95%는 재흡수되고, 5%는 대변으로 배설된다. 차전자피는 담즙산을 흡착하여 대변으로 배설되는 양을 늘리므로 콜레스테롤 수치를 낮출 수 있다.

12

어떤 변비약을 먹어야 하나?

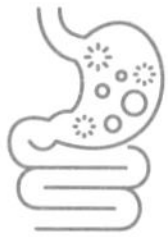

변비약은 팽창성 하제, 삼투성 하제, 자극성 하제로 나눌 수 있다. 빠른 배변의 순서는 자극성-삼투성-팽창성 하제 순이지만, 가장 자극이 적은 팽창성 하제를 최우선으로 사용하고, 삼투성-자극성 하제 순서로 사용하는 것이 건강에 이롭다. 그런데 대중매체에서 광고를 많이 하다 보니 덮어 놓고 자극성 하제를 찾는 분들이 많은 게 사실이다.

만성 변비 환자들이 즐겨 찾는 변비약은 대부분 자극성 하제로 되어 있는데 비사코딜, 센나, 대황, 알로에 등의 성분이다. 자극성 하제는 빠르고 강력하게 배변을 하도록 도와주지만 단기간만 사용해야 한다. 자극성 하제를 오래 사용하면 대장의 자연스러운 연동운동을 억제하여 변비가 악화되고 더 많은 변비약을 복용해야 하는 악순환에 빠져든다. 장이 매우 예민한 사람은 자극성 하제 복용 후 심한 복통을 호소하는 경우가 있으니 주의해야 한다.

알로에는 자극성 하제와 팽창성 하제의 성격을 둘 다 가지고 있다. 알로에 속에 함유된 안트라퀴논(Anthraqiunone)[1]은 대장을 자극하는 이물질이므로 면역세포가 이물질을 탐식하고 리포푸신(Lipofusin)[2]이라는 물질을 만들어 대장의 색깔이 검어질 수 있다. 햇볕을 받으면 피부 상피세포에서 멜라닌이 만들어져 검게 변하듯이 알로에를 장복하면 대장상피세포에서 생성된 리포푸신 때문에 검게 변하기도 한다. 하지만 중단하면 원래대로 복귀할 수 있다.

삼투성 하제는 말 그대로 삼투압의 원리로 물을 끌어당기는 성질이 있다. 삼투압이란 전해질 농도가 높은 쪽으로 물이 이동하는 것으로 전해질의 수화 반지름(Radius of hydration)과 관련성이 깊다. 수화 반지름이란 전해질(미네랄)을 둘러싸고 있는 수층(水層)의 두께를 말하는데, 전해질의 이온 밀도가 높을수록, 전해질의 크기가 작을수록 수화 반지름이 커지므로 삼투성 하제로 작용하기 쉽다.

마그네슘은 칼슘보다 밀도가 더 높으면서 크기는 작다. 이러한 요건을 충족시키는 산화마그네슘(MgO)도 삼투성 하제로 작용하므로 '마그밀'이라는 상품명으로 처방되고 일반 약으로도 판매한다.

삼투성 하제는 대장의 수분을 많이 끌어당겨 대장 내에 일종의 홍

1 방향족 유기화합물, 안트라센의 유도체이다

2 심근에 생리적으로 존재하는 황갈색 색소

수를 일으켜서 설사를 유도한다. 그러나 장기간 사용하면 장내 미생물 균총에 불균형을 가져올 수 있다. 간혹 마그네슘 제제를 먹을 때 설사가 난다면 용량을 줄여서 먹는 게 낫다.

가장 안전하면서도 이상적인 팽창성 하제는 식이섬유다. 식이섬유의 다공성 입자에 물이 들어와 부풀고, 부풀어 오른 식이섬유가 장을 자극해 변을 보게 하는 원리로 이루어진다. 반면 수용성 식이섬유는 물에 녹아버려 다공성 입자를 제공하지 못하기 때문에 불용성 식이섬유보다 변비를 개선하는 효과가 떨어진다. 팽창성 하제로는 차전자피, 다시마, 알로에 등에 있는 식이섬유가 사용되고 있다.

수용성 식이섬유가 장내 미생물(유산균)을 만나 발효되면 젖산과 단쇄지방산(Short chain fatty acid)이 만들어진다. 보통 우리가 먹는 지방은 탄소수가 12개 이상으로 결합된 분자인데, 단쇄지방산은 탄소수가 6개 이하로 분자결합 사슬 길이가 짧은 지방산을 말한다. 지방이라기보다 산(酸)에 가깝고 장내 환경을 산성으로 만들어 유익균들이 잘 자라게 한다. 단쇄지방산에는 초산, 부티르산, 프로피온산 등이 있다. 유산균 제제와 식이섬유를 결합한 제품을 씬바이오틱스라고 부른다. 단쇄지방산은 항균 능력이 있고, 장내 림프구를 안정화해서 아토피성 비염이나 염증성 장 질환 같은 자가면역질환을 억제하고, 지방세포에 작용해서 인슐린 민감도를 낮추는 작용을 한다. 게다가 점액을 분비시키는 작용을 하여 장 내벽을 보호하고 배변을 원활하게 한다.

장내 미생물이 식이섬유를 분해하여 단쇄지방산을 만들어내고 산성화시켜 유익균들이 우세한 환경을 만들어준다. 장의 점막은 뮤신이라는 물질인데 이것은 식이섬유와 똑같은 구조를 가지고 있다. 식이섬유를 먹지 않으면 유산균들이 뮤신을 먹이로 사용할 수 있으므로 점막이 손상될 수 있다. 평소 식이섬유나 채소, 과일을 챙겨 먹지 않는 사람들이 제6대 영양소라 불리는 식이섬유와 유산균 생성물질을 같이 챙겨 먹는다면 건강 유지에 큰 도움이 될 것이다. (오재훈 약사의 글 참조)

우리 몸에서 산소가 없는 유일한 부분은 대장이다. 소장에서는 영양소를 흡수하지만 대장에서는 식이섬유 등 찌꺼기를 처리하는 역할을 한다. 장내 미생물의 99%가 대장에 분포하는데, 대장에는 산소가 없는 환경에서도 살 수 있는 혐기성 균이 주로 존재한다. 대장 내 혐기성 균들이 식이섬유를 발효시키는 것이다. 대부분 신체기관의 주 에너지원은 혈류 내에 존재하는 포도당이다. 하지만 대장상피세포의 에너지원의 70%는 단쇄지방산인 부티르산이고, 두 번째 에너지원은 글루타민이다. 대장 상피의 교체시간(turn over)은 7일 정도인데, 부티르산과 같은 단쇄지방산이 부족해지면 대장 상피의 자가포식 작용이 증가하고 각종 기능이 상실될 수 있고 면역력도 저하된다.

부티르산과 같은 단쇄지방산이 풍부해지면 대장상피세포의 대사과정에서 산소가 소비된다. 산소가 소모되므로 대장은 절대 혐기 공간으로 유지되고, 장내 미생물 중 99%를 차지하는 절대 혐기균의 생존에 유리한 환경이 된다. 만약 단쇄지방산이 부족해지면 대장상피세포의 대사가 일어나지 않고, 소비되지 않은 산소가 대장으로 유출될 수 있다. 대장에서 산소 농도가 올라가면 절대 혐기균의 생존에 불리하게 되고, 대장균, 살모넬라균, 비브리오균 등 통성 혐기균들이 증식하게 된다. (김영오 NPK 마케팅본부장 강의 참조)

프로바이오틱스로 사용하는 균주 중에서 산소가 없는 조건에서 증식할 수 있는 균주는 비피더스균주이다. 비피더스균은 대장에 도움이 되는 유산균이다. 대장을 제외하면 구강, 질, 소장, 비강, 피부 등에 도움이 되는 유산균주는 모두 락토바실러스 계통이다. 나는 변비가 있는 분들에게 비피더스균이 많이 함유된 제품을 골라서 드리는데 대단히 만족하는 분들이 많고 한번 먹어보면 꾸준한 구매로 이어지는 편이다. 반면 설사나 무른 변을 보는 분들에게는 락토바실러스 계통의 유산균을 추천한다. 이렇게 자신의 장 상태에 맞는 유산균을 골라서 먹는다면 더 효과적일 것이다. 여기에 차전자피 화이버를 같이 복용하면 단쇄지방산을 만드는 원료가 되고, 대장 상피의 에너지원이 되면서 점막을 보호하고 변의 부피를 만들어주어 변비로 고생하는 분들에게는 최고의 선택이 될 것이다.

현대인의 음식이 변비를 유발하는 까닭

❶ 탄수화물 위주 식품: 대부분 단당류로 몸에 거의 흡수되고, 대변의 재료를 남기지 않는다. 흡수되지 않은 재료들이 뭉치면 매우 단단해진다.

❷ 지방이 많은 음식: 분해와 흡수가 더디다. 음식물이 오랫동안 장에 머물면 수분이 장으로 흡수되어 딱딱한 형태로 변화된다.

❸ 붉은 육류: 기름기와 거친 단백질 섬유가 포함되어 소화가 더디다.

❹ 카페인 함유 식품: 이뇨작용으로 장내 수분 흡수가 활발하게 일어나서 변비를 유발한다.

❺ 인스턴트, 패스트푸드: 밀가루, 튀긴 음식의 대다수 합성 첨가물은 장의 정상적인 대사를 방해한다.

❻ 튀긴 음식: 기름기가 많고, 튀김옷은 거의 탄수화물이다.

13

대장암을 예방하는 방법

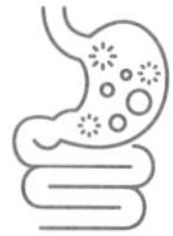

한국인의 대장암 발병률은 세계 1위다. 세계보건기구(WHO) 산하 국제암연구소(IARC)가 세계 184개국을 대상으로 조사한 '세계 대장암 발병 현황'에 의하면 한국인의 대장암 발병률은 10만 명당 45명으로 대상 국가 중 가장 높게 나타났다. 또한 2019년 통계청의 '암으로 인한 사망률' 자료에 따르면 인구 10만 명당 17.5명이 대장암으로 사망했는데, 폐암(36.2명), 간암(20.6명)에 이어 세 번째로 높은 수치다. 대장암은 조기에 발견하면 90% 이상 완치가 가능하고(조기암 1기), 5년 생존율도 75% 정도로 높다. 그렇다고 치료가 쉬운 암은 아니다. 조기 증상이 없어서 학계에서는 대장암 대표 증상을 '무증상'이라고 표현할 정도이다. 빈혈, 혈변(장 출혈)과 배변 습관의 변화, 식욕부진, 체중감소 등의 증상을 자각하는 시점은 대부분 암이 상당히 진행된 후라고 한다.

그러므로 평소에 증상이 없어도 40세 이후, 가족력, 병력 등 고위험군이라면 정기적인 검진이 꼭 필요하다. 40세 이후부터는 대장 내시경 검사를 권하는데, 용종이 발견되지 않았다면 5년 주기로 검사를 받는 게 좋고, 용종이 발견되었다면 암 예방을 위해 1~2년 단위로 검사를 받을 것을 권한다. 대장 내시경 검사는 의료진이 모니터로 대장 내부를 직접 관찰하고, 암으로 발전할 위험성이 높은 선종성 용종(폴립)은 검사 중 제거할 수 있어 대장암 조기 진단과 예방에 효과적이다.

대장암은 대장에 생긴 악성종양을 의미한다. 짜고 맵고 자극적인 음식, 기름진 음식 섭취 등의 식습관과 흡연, 과음, 과도한 스트레스, 가족력 등이 위험인자로 작용해서 발병 위험을 높인다. 암이 발생하는 위치에 따라 결장암, 직장암으로 구분한다. 암 발생률은 맹장 및 상행 결장과 S상 결장이 각 25%로 가장 높게 나타나고, 다음으로 직장(20%), 횡행결장(15%), 직장-S상 결장(10%), 하행결장(5%) 순이다. 대장암의 씨앗이라고 부르는 용종을 제거하면 대장암 발생률이 70~80% 감소하고 사망률도 50% 감소한다. 용종은 대장점막에 혹처럼 돌출된 융기물인데 암으로 발전할 확률이 높은 경우를 선종이라고 부른다. 선종을 방치한 경우 5~10년 후 대장암으로 발전하는 것으로 알려져 있으며, 50세 이상 10명 중 3~4명에게서 나타날 정도로 흔하다. 용종을 제거하면 대장암 발생률이 낮아지므로 검사 전에 장 정결제 섭취나 금식 등의 불편함이 있지만 정기적인 내시경 검진은 필수라고 할 수 있다.
(출처: 의학신문(http://www.bosa.co.kr))

대장암은 식단과 관련성이 많은데, 특히 붉은 육류는 대장암과 관련성이 크다. 탄수화물을 소화하는 데는 1~2시간, 단백질을 소화하는 데는 4~5시간, 지방을 소화하는 데는 7~8시간 정도 소요된다. 지방이 소화가 잘 안되는 사람은 췌장에서 분비되는 지방분해효소인 리파제의 양이 적은 이유도 있겠지만 이보다 더 큰 이유는 담즙이 충분히 분비되지 않기 때문이다. 잦은 육류의 섭취는 포화지방산을 과도하게 섭취하는 원인이 되고 대장에서 머무는 시간이 증가한다. 이 과정에서 담즙산이 과도하게 분비되는데, 소장에서 지방의 흡수가 충분히 이루어지지 않으면 대장으로 넘어가서 대장세포를 손상시키는 원인으로 작용한다. 매일 25g의 육류를 섭취하면 대장암의 위험이 49% 증가하고, 매일 한 번 이상의 육류를 섭취하면 결장암은 37%, 직장암은 43%나 증가하게 된다(란셋지 참조). 육류를 줄이고 섬유질 식사를 늘릴 필요가 있다.

온종일 앉아서 생활하는 사람은 대장암에 걸릴 확률이 더 높다. 매일 30분 이상 적당한 운동을 하는 사람은 대장암으로 조기 사망할 확률이 19% 감소한다는 하버드대 연구도 있다. 운동하면 장의 연동운동을 촉진하게 되므로 대변이 장을 통과하는 시간을 줄이는 효과가 있다. 그러면 대변 내 존재하는 발암물질과 대장점막이 접촉할 시간이 줄어든다. 적당히 먹고, 매일 일정 시간에 배변하는 습관을 들여야 한다.

과도한 스트레스도 코티솔 분비를 촉진하고, 각종 식품첨가물이 장 내벽을 자극하여 장 세포 간 연결을 느슨하게 만들고, 장 누수를 유발하므로 대장암에 걸릴 확률을 더 높인다.

대장암은 유전적인 소인에 의해서도 10% 정도 발병될 확률이 있다. 유방암과 대장암은 비만한 사람이 걸릴 확률이 높은 것으로 나타났으며 비타민D가 도움이 되는 것으로 알려져 있다. 내장 지방이 많으면 산화적 스트레스에 노출되고 염증성 사이토카인이 분비되므로 대장암 발병률을 높인다. 커큐민을 복용하면 후성유전을 조절하여 유방암, 난소암, 대장암에 걸릴 확률을 낮춰준다는 연구 결과가 있다.

대장암을 예방하고 관리하기 위해 건강검진을 할 때 대장 내시경을 하는 것도 도움이 되지만, 변비나 설사 등 대장 내벽을 자극하는 요인을 없애는 것이 더 중요하다. 나는 고령 인구가 많은 부산 영도구에서 약국을 운영하는데 변비약뿐만 아니라 관장약도 많이 판매되고 있다. 자연스럽게 배변이 안 되니 관장약의 도움을 받아서라도 배출하려는 것이다. 노인들의 물을 자주 마시지 않는 습관도 변비의 큰 원인이다. 적당한 식사와 함께 가능하면 앉아 있거나 누워있지 말고 규칙적인 운동을 하려고 노력해야 한다. 치아가 약하다고 부드러운 음식만 찾지 말고 섬유질이 많은 음식을 천천히 씹어먹는 습관도 중요하다.

필자의 시어머니도 변비가 심해서 힘들게 본 대변으로 인해 변기가 막히는 일이 허다했다. 그래서 기상 직후 물 한 컵과 함께 유기농 차전자피와 비피더스 유산균 제품을 계속 챙겨서 드시게 했더니 요즘에는 변비로 고생을 안 하신다. 차전자피는 자극성 하제처럼 먹고서 곧

바로 배변을 유도하지는 않지만 꾸준하게 먹으면 적당한 대변의 부피를 만들어주고, 장내 수분을 흡수해서 배변하기가 훨씬 수월해진다. 더군다나 섬유질이 장내 유익균의 먹이가 되어주고 대장 내벽의 찌꺼기까지 청소해주는 효과가 있어서 먹을수록 몸에 유익하다.

하지만 물을 충분히 마시지 않은 채 차전자피를 먹게 되면 오히려 부피만 팽창하고 장 내벽에 달라붙어서 배변이 더욱 힘들 수 있기 때문에 한 컵 이상의 물과 함께 아침, 저녁 공복에 복용하면 좋다. 장 누수가 심한 사람은 포드맵 음식처럼 차전자피가 가스를 발생시킬 수 있으니 주의해야 한다. 물설사를 계속하는 사람이 차전자피를 먹으면 장내 수분을 흡수하여 설사를 줄일 수 있다. 이런 사람은 유해균을 억제하는 포스트바이오틱스와 같이 먹어주면 효과가 크다.

약국 사례

- 대전 대덕 평안약국 정기숙 약사

변비약을 자주 사러 오는 40대 여성분이 있었습니다. 그분은 변비가 심했고, 가스가 차고, 손과 얼굴이 붓고, 밤에 식은땀을 흘리고, 자주 짜증을 낸다고 했습니다. 얘기를 들어보니 혈 부족이 심하고, 장내 부패균이 많고, 스트레스로 부신호르몬 조절에 문제가 있었습니다. 그래서 혈 부족증을 채워주는 헴철과 장내 부패균을 억제하는 투윅스 리퀴드를 하루 두 번 먹으라고 했고, 부신 피로증후군 영양제 아드 밸런스와 함께 한방 변비약 일주일분을 드렸습니다. 약국에 방문한 분들과 상담을 통해 좋은 피드백을 얻고 있으며 자신감 있게 영양소를 권하고 있습니다.

14

대장 용종과 게실증의 차이점

대장 내시경을 하면서 위로 돌출된 용종을 떼어내는 경우가 종종 있다. 그런데 게실증은 용종과 반대로 대장에서 함몰된 부분을 말한다. 게실은 식도 위, 소장에도 있지만 가장 많이 생기는 부위는 대장이다. 게실증은 대장 내시경을 할 때 12% 정도가 우연히 발견된다고 한다.

연령별 게실증의 빈도수를 보면 31~40세까지는 약 10%, 40대에서는 10~20%, 60대가 되면 절반 정도가 게실증이 있다. 게실에 변이 끼어 염증이 있고 복부에 통증이 생기는 것을 게실염이라고 한다. 게실증의 일부가 게실염으로 발전되면 항생제 치료를 해야 한다.

게실증은 나이를 먹을수록 더 많이 나타나고, 육류 위주의 식습관을 하는 사람은 빈번하게 생긴다. 나이가 들수록 장 내벽에 동맥경화가 진행되어 혈관의 탄력이 떨어지고, 혈관과 장관의 근육 사이에 틈이 생기고 차차 넓어지면서 발생하는 확률이 높아진다. 또한 변비로 인해 대장이 과도하게 수축되면 대장 내 압력이 증가하면서 대장 벽의 약해진 부분이 주머니처럼 부풀어 올라 게실이 생기기도 한다. 운동 부족이나 비만, 유전적인 소인, 인종에도 영향이 있다.

대장의 우측에 생기는 '진성 게실'은 근육층을 포함한 장벽의 전층이 함몰되어 주머니를 형성한 것이다. 진성 게실은 해부학적 구조로 인해 선천적으로 생기는 것으로 젊은 층에서 많이 발견된다. 주로 동양인에게 나타나며, 우측 대장 쪽으로 1개 정도 발생하는 경우가 많다.

반면 '가성 게실'은 점막층과 점막하층만 국한되어 돌출되는 경우가 많고, 좌측 대장 쪽으로 여러 개가 발생할 수 있다. 가성 게실은 주로 서양인에게 발생했으나 식생활의 서구화로 인해 30~40대 동양인에게도 점차 증가하고 있다. (출처: 국가건강정보 포털)

대장의 구조를 살펴보자. 대장막은 해부학적으로 네 가지 층으로 구성된다. 점막층(Mucosa), 점막하층(Submucosa), 점막과 점막하층을 둘러싸고 있는 근육층(Muscle), 근육을 둘러싸고 있는 장막(Serosa)이 있다. 대장의 S상 결장은 다른 곳보다 직경이 좁은 편이다. 후미부로 갈수록 변의 양이 더 증가하므로 이 부위가 변에 의해 받는 압력이 높아진다. 좌측에 가성 게실이 생기는 이유는 S상 결장 부위에 복압을 더 많이 받기 때문이다. (출처: 백세시대(http://www.100ssd.co.kr))

결국 변비가 생기지 않게 하는 것이 게실증을 예방하는 방법이다. 약국에 와서 비사코딜 종류 변비약 10정을 무려 10통이나 달라고 하는 젊은 여성이 있었다. 매우 걱정스러워서 상담해보니 스스로 배변하는 능력이 아예 상실된 것 같다고 했다. 자극적인 변비약 대신 차전자피 화이버 제제를 먹으면 자연스럽게 수분을 흡수하여 변의 부피를 만들어주므로 변비에 좋다고 알려주었다. 차전자피 속의 섬유질은 유산균의 좋은 먹이가 되고, 장 내부에 끼인 노폐물까지 흡착하여 청소해주는 효과도 있다. 가능하면 유기농 차전자피 제품을 선택하여 먹어주면 큰 도움이 될 것이다.

평소에 섬유질이 많이 함유된 식사를 하는 것도 중요하다. 과일은 너무 부드러운 것보다는 단단하고 섬유질이 많은 과일을 먹는 것이 좋고, 갈아서 주스로 마시는 것보다는 통째로 씹어먹어야 섬유질이 파괴되지 않는다. 또한 충분히 물을 마셔야 변비와 게실증을 예방할 수 있다.

너무 변비가 심해서 숙변제거제를 달라고 하는 분들도 있다. 숙변제거제를 먹으면 3~4시간 안에 설사가 나오겠지만 유익균까지 일시적으로 배출되므로 자주 복용하는 것은 바람직하지 않다. 숙변제거제를 불가피하게 복용해야 한다면 질 좋은 포스트바이오틱스를 같이 먹어주면 장내 유익균을 보전할 수 있다.

5장

장 건강이 무너지면 뇌 건강도 위험하다

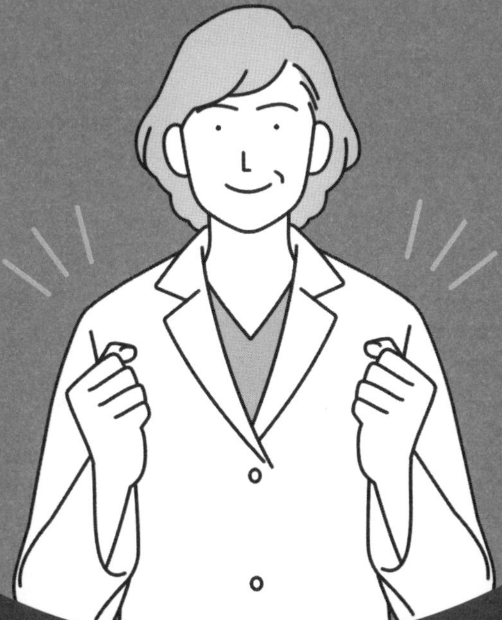

15

장 기능이 영향을 미치는 중요한 축

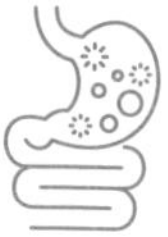

장은 점막층, 점막하층, 상피세포 3개 층으로 이루어져 있다. 상피세포층 아래에 면역세포층이 있고 그중 점막층에 세균이 서식한다. 장에 염증이 생기면 장 누수를 일으킬 확률이 높다.

장에서는 소화와 흡수가 동시에 일어난다. 소화가 일어나는 부분은 위와 십이지장이고, 흡수가 일어나는 부분은 공장과 회장이다. 장 누수가 일어나는 부위는 회장이다. 회장은 소장 중 공장(Jejunum)에서 이어지는 항문 측 부분이고 소장 전체의 5분의 3을 차지한다. 그 내벽에는 윤상 주름, 융모가 있다. 자율신경의 지배를 받아 분절, 연동운동을 하여 장내로 분비되는 췌장액, 담즙, 장액 등에 의해 장 내용물을 완전히 소화 흡수한다. (채범석, 김을상, 영양학사전 참조)

장-뇌축

사촌이 논을 사면 멀쩡하던 배가 갑자기 아파지는 것은 만국 공통의 인간 심리라고 한다. 나는 일이 안 풀리는데 남이 잘되는 것을 보면 속이 쓰리고 스트레스 수치가 올라갈 수 있다. 이때 스트레스 호르몬인 코티솔과 아드레날린이 분비된다. 스트레스를 해소하기 위해 혈액은 뇌 쪽으로 몰리고, 대신 위장 쪽으로 갈 혈액이 부족해진다. 이렇게 교감신경이 흥분하니 위장이 돌덩이처럼 굳어져 잘 체하고 식욕이 떨어진다. 이런 상태에서는 십이지장으로 음식물이 내려가기 어려워지고 다시 식도로 역류할 수 있다.

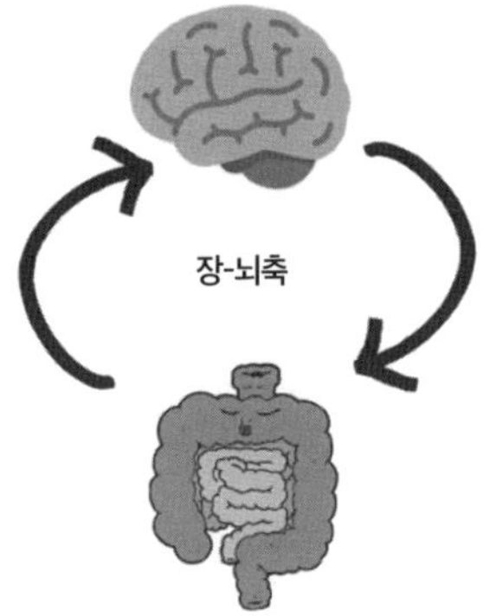

장과 뇌는 서로 연관성이 깊다. 마음이 편안해야 미주신경에서 아세틸콜린이 분비되어 위산이 잘 나온다. 반대로 장에 유해균이 많으면 염증성 사이토카인이 미주신경의 기능을 떨어뜨리고 위산 분비가 적어진다. 장과 미주신경은 밀접하게 연결되어 있다. 장이 좋아야 세로토닌 분비가 잘 되어 마음이 편안해지고, 위장이 편해야 맛있는 음식을 먹은 후 소화가 잘되고 행복감을 느낀다.

세로토닌은 뇌의 솔기핵에서 생합성되어 시상하부, 대뇌피질, 척수, 소뇌 등 뇌의 전 영역으로 보내진다. 사실 90%의 세로토닌은 장에 있는 EC세포(Enterochromaffin Cell)에서 생합성된다. 장의 미생물들이 트립토판을 원료로 해서 90%의 세로토닌을 만든다. 장내 미생물들이 하는 역할은 우리가 생각하는 것보다 훨씬 크다. 가스가 많이 차고 속이 부글거리는 사람은 정상적인 대변을 볼 수 없을 뿐만 아니라 정신 건강도 나빠지기 마련이다. 이렇게 위장의 상태가 정신적인 면에 막대한 영향력을 미친다.

16

장과 뇌는 사이토카인으로 소통한다

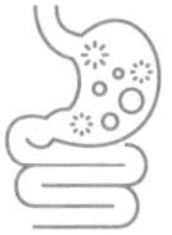

흔히 장(Gut)을 두 번째 뇌(Second brain)라고 부르는데 사실은 장에서 뇌가 파생된 것이라고 한다. 뇌는 장 신경에서 분화된 조직으로, 생명체를 효율적으로 보존하기 위해 신경이 뭉쳐진 신경 덩어리라고 할 수 있다.

맛있는 음식을 먹으면 행복한 감정을 느끼게 된다. 인간은 먹어야 생존할 수 있으므로 본능적으로 먹을 때 행복감을 느끼는지도 모르겠다. 뇌는 포도당을 에너지원으로 사용한다. 특히 스트레스가 심할 때 초콜릿 등 달콤한 음식을 먹으면 해소되기도 한다. 이렇게 장과 뇌가 서로 연결되는 것을 장-뇌축(Gut brain axis)이라고 부른다. 장-뇌축이 흐트러지면 육체적인 건강과 정신적인 건강 모두 문제가 생긴다.

장이 뇌에 미치는 영향은 매우 크지만, 뇌가 장에 미치는 영향은 그보다 적다. 장 건강은 장내 미생물의 영향이 지대하므로 뇌 건강은 장내 미생물이 결정한다고 해도 지나친 말이 아니다. 내 몸속에 존재하는 수십조 개의 세포보다 몸 안의 세균에 의해 정신과 육체가 지배받고 있으니 진정한 주인은 미생물이라고 해도 될 것 같다. 파킨슨병, 우울증, 불면증 등의 질환이 장내 미생물에 의해 영향을 받는다는 논문이 헤아릴 수 없이 나오고 있다.

꽉 막힌 위장에서는 염증성 사이토카인이 분비된다. 이런 사이토카인이 뇌로 올라가서 우울증, 짜증, 불안, 불면증을 유발한다. 스트레스가 위장에 영향을 주어 염증성 사이토카인이 뇌에 두통을 유발하기도 한다. 장의 염증성 사이토카인은 뇌의 인지기능과 습관을 만드는 뇌세포 재생의 활성을 낮추고 면역기능도 떨어뜨린다.

장내 미생물은 단쇄지방산에 의해 뇌에 영향을 준다. 신경전달물질인 트립토판 대사산물, 세로토닌 등을 만드는 데도 관여한다. 장에 부패균이 많아지면 염증성 사이토카인이 분비되어 뇌에 부정적인 영향을 미친다.

뇌도 장 건강에 영향을 미치는데, 스트레스를 받으면 시상하부-뇌하수체-부신축(HPA)이 활성화되어 코티솔이 많이 분비된다. 코티솔이 다량 만들어지면 장의 장벽(Gut barrier)이 무너져 혈관 내로 장내 이물질 유입이 늘어나고, 위장관 면역계가 약화되고, 장내 부패균도 증가한다.

장-뇌축의 영향으로 생길 수 있는 질환에는 퇴행성 신경질환으로 다발성 신경질환, 파킨슨, 알츠하이머, 허혈성 또는 출혈성 뇌경색 등이 있고, 신경발달장애나 신경정신 질환으로는 자폐증, 우울증, 불안증, 정신분열증 등이 있다.

17

마음이 편안해야 속도 편하다

도파민은 교감신경이 흥분할 때 나오는 신경전달물질로서 일을 수행하거나 집중할 때 분비된다. 교감신경이 흥분되면 부교감신경 전달물질인 아세틸콜린의 분비가 억제되어 소화하기가 힘들다. 성격이 예민할수록 잘 체하고 두통이 자주 생기는데, 이렇게 예민한 사람에게는 도파민 길항제(Antagonist)인 돔페리돈을 처방한다. 긴장을 풀어주어 딱딱하게 굳은 위장관의 운동을 촉진하기 때문이다.

모사프라이드(Mosapride)는 더욱더 많이 처방되는 약물인데, 세로토닌이 증가하면서 아세틸콜린의 방출이 촉진되고, 위장관 운동이 항진되는 원리를 가지고 있다. 꼭 위장관의 불편을 호소하는 환자가 아니더라도 진통제를 처방할 때 위장관 부작용을 감소시키는 목적으로 병용 투여되는 경우가 많아서 약방의 감초처럼 사용된다.

이같이 전문 처방약도 세로토닌 분비가 잘 되게 하여 위장관이 편안해지는 원리로 만들어진다. 그만큼 스트레스와 위장은 민감하게 영향을 끼치므로 경험 많은 의사들은 위장약에 신경안정제를 같이 곁들여서 처방을 내는 경우가 많다. 마음이 편안해야 속도 편하고, 장이 편해야 뇌에서 분비되는 신경전달물질도 잘 나온다.

만약 스트레스를 심하게 받아서 위장이 불편하다면 유산균 생성물질이나 소화효소제와 함께 홍경천 제제를 먹어주면 부작용 없이 자연스레 해결될 것이다. 나는 커피를 두 잔 이상 마셨거나 컨디션 조절이 안 될 때 가끔 가슴이 두근거리기도 한다. 이럴 때 홍경천 제제를 먹으면 얼마 후 마음이 편안해지고 가슴 두근거림도 안정된다. 천연물이지만 굉장히 빠르게 좋아지는 느낌이 든다. 또한 밤에 자다가 깨거나 잠을 이루기 힘들 때 홍경천 제제를 한 포 먹으면 30분 내로 스르르 잠이 온다. 내가 먹는 홍경천 제제는 유효성분이 50% 고함량 제품이다. 개인차가 있겠지만 내게는 홍경천 제제가 요긴하게 도움이 될 때가 많다. 또한 학술적인 근거가 있어서 효능이 잘 나타나는 것으로 생각한다. 홍경천의 유효성분인 살리드로사이드와 티로신의 구조식은 매우 유사하다. 트립토판에서 티로신이 만들어지고 이어서 세로토닌, 멜라토닌이 합성된다.

위장을 편안하게 하는 또 다른 영양소로는 철분과 엽산, 비타민 B6가 있다. 아미노산인 트립토판에서 행복호르몬인 세로토닌이 만들어지려면 조효소로서 철분과 엽산뿐만 아니라 비타민B6도 필요하다. 비타민B6는 억제성 신경전달물질인 가바(GABA)를 만들 때도 필요한 영양소다. 가바가 잘 만들어져야 심신이 편안해지고 잠도 잘 온다.

서울 강동구에서 영일약국을 운영하는 문영일 약사는 손님이 체했다고 하면 이 원리를 잘 적용해서 약을 드린다고 한다. 스트레스를 받아서 체하고 배가 아픈 사람에게 유산균 생성물질인 투윅스 리퀴드 한 포와 홍경천 고순도 추출물인 살리드로를 동시에 먹게 하면 얼마 안 가서 체기가 내리고 아팠던 배가 스르르 진정된다고 한다. 문영일 약사는 이 두 가지를 이른바 '투살 세트'라고 부른다. 학술 카톡방에서 이 사실을 공유한 뒤 다른 약사들도 그대로 적용했더니 마찬가지로 효과가 있었다고 한다. 스트레스가 심할 때는 위장이 꼬이고 경직되어 배가 아프니 급체에는 소화제도 좋지만 스트레스 해소가 우선이다.

약국 사례

- 전남 천지약국 임미란 약사

오늘도 투살 세트를 몇 분에게 드렸습니다. 숙취로 위장이 안 좋은 분과 회를 먹고 설사하는 분께 신경안정제처럼 예민한 신경을 안정시키시라고 살리드로를 투윅스 리퀴드와 같이 권했습니다. 이 제품들은 장내 유해균을 죽이는 천연항생물질(박테리오신)이면서 동시에 신경을 진정시킨다고 설명해드렸습니다.

약국 사례

- 광주 박약국 박인숙 약사

딸꾹질로 고생하는 분께 신경이 안정되어야 횡경막 경련도 멈춘다고 말씀드렸습니다. 손님께 드린 홍경천 제제 살리드로는 습관성이 없으면서도 웬만한 신경안정제보다 빠르게 효과가 나타나서 다른 분들에게도 자신있게 권하고 있습니다.

약국 사례

- 부산 해운대구 행복한 약국 최숙혜 약사

저는 밀가루 음식이나 과자를 먹으면 편두통이 심합니다. 이럴 때는 강한 진통제를 복용했습니다. 요즘에는 전조증상이 보일 때 장-뇌축을 고려하여 장내 부패균을 제거하는 투윅스 리퀴드와 홍경천 성분인 살리드로, 뇌세포에 산소부족증을 없애는 헴철을 같이 먹습니다. 그랬더니 아무리 피곤해도 두통이 오지 않습니다. 두통이 심할 때는 진통제로 다스리는 것보다 이렇게 영양소로 원인을 없애주는 방법이 효과가 크다는 것을 경험했습니다.

장-혈축

장 누수로 인해 장에 영양분이 아닌 물질이 흡수되면 혈액이 오염될 수 있다. 장과 혈액 건강은 불가분의 관계라고 할 수 있다. 장이 건강하지 못하면 혈액이 탁해지고, 혈액이 장에 공급되지 못하면 장이 건조해져서 장 누수가 생기기 쉬워진다. 따라서 위, 십이지장, 소장 등의 기능도 떨어진다. 탁한 혈액이 엽전처럼 서로 엉겨 붙는 것을 '연전 현상'이라고 하는데, 꾸준히 유산균 생성물질을 먹어주면 혈액이 맑아져서 연전 현상이 줄어들고, ESR(적혈구 침강 속도) 수치가 내려갈 것이다. ESR 수치가 높아진다는 것은 그만큼 염증 수치가 높다는 의미다.

장-간축

장은 문맥(Portal vein)을 통해 간으로 영양물질을 제공하고, 장내 세균총의 부산물과 사이토카인을 전달한다. 간은 담즙을 장으로 분비해서 항균작용을 하기도 한다. 우리나라 사람의 30~35%가 지방간이 있다. 흔히 지방간의 원인이 지나친 음주 때문이라고 생각하지만, 실제로는 비만에 의한 비알코올성 지방간이 알코올성 지방간보다 더 많다. 간에 5% 이상의 지방이 침착되는 것을 단순 지방간이라 하고, 간에 지방이 찬 상태로 간세포의 괴사와 염증반응이 동반된 것을 지방간염이라고 한다. 단순 지방간은 간에 지방만 있는 형태여서 간 수치가 증가하지 않은 상태이지만, 지방간염은 간 수치가 증가된 상태라고 할 수 있다.

간의 지방 비율이 같더라도 어떤 사람은 단순 지방간 상태이고, 어떤 사람은 간 수치가 높은 지방간염이 생길 수 있는 것이다. 단순 지방간이 지방 간염으로 진행되는데 작용하는 요인으로는 지질 독성(Lipotoxicity), 인슐린 저항성, 산화적 스트레스, 장내 부패균 등이 있다. 그중에서 장내 부패균이 지방간을 유발하는 원인에 대해서 알아

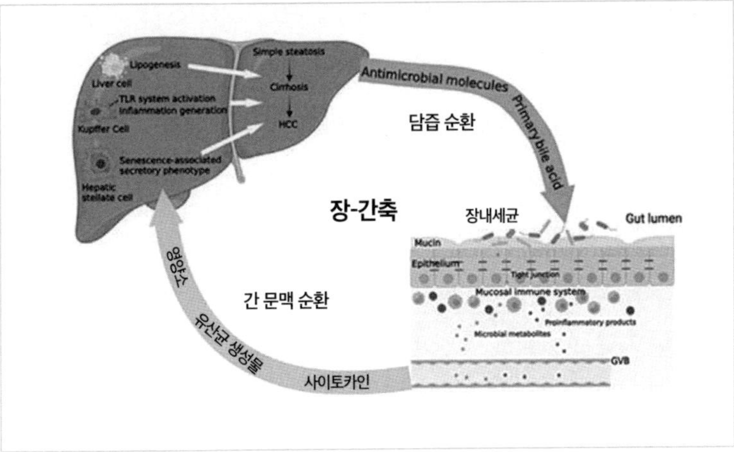

그림 출처: Biomedicines 2002, 10, 524. https://doi.org/10.3390/Biomedicines10030524

보자.

장 누수 상태가 되면 여러 가지의 독소들이 장내로 유입된다. 장내 부패균이 많으면 장내 세균의 부스러기들이 문맥을 통해 간으로 이동하고, 장내 세균 중 그람 음성균의 부스러기인 LPS가 간에 있는 대식세포 역할을 하는 쿠퍼셀의 수용체에 결합해서 염증성 사이토카인을 다량 분비하게 되므로 간이 염증 상태로 빠지게 된다. 즉 장내 독소가 간염을 유발하는 것이다. 만약 간 수치가 높아져서 염려한다면 간의 활성산소를 줄여주는 밀크씨슬이 도움이 되지만, 이와 함께 장내 부패균을 억제하는 프로바이오틱스나 포스트바이오틱스를 챙겨 먹는다면 간 수치가 더 빨리 내려갈 것이다.

장-폐축

장의 건강 상태는 폐에도 영향을 미친다. 폐렴을 낫게 하려면 항생제 투여를 해야 하지만, 장내에 유익균이 많아진다면 훨씬 더 빨리 호전될 것이다. 장내에 단쇄지방산이 많아지면 폐의 기능도 좋아진다. 반대로 장에 부패균이 많아지면 염증성 사이토카인이 폐에 나쁜 영향을 미친다. 장내 부패균이 많으면 코로나나 독감 바이러스에 감염되기 쉽고, 또한 폐로 신선한 산소가 공급되지 못하면 장도 제 기능을 할 수 없고, 폐에 염증이 생기면 염증성 사이토카인이 장에도 염증을 유발할 수 있다.

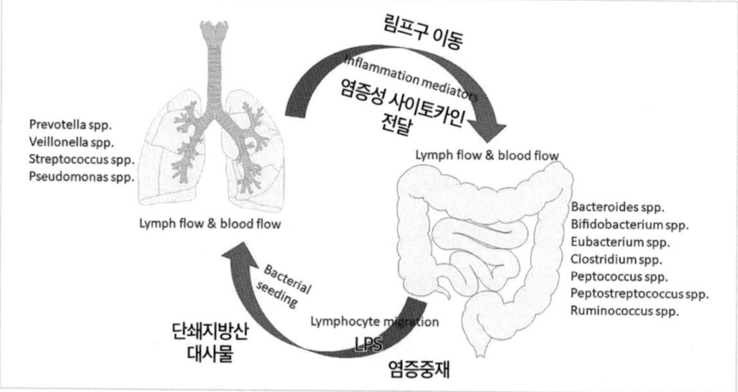

그림 출처: Frontiers in microbiology, Feb 2020, volume 11, article 301

장의 부패균 유래 물질 중에서 H_2S(황화수소)가 가장 지독하다고 한다. 이런 독극물은 방귀로도 나가지만 혈액으로 들어와서 폐로 나가게 된다. 변비가 심하면 황화수소 가스가 폐를 계속 자극하게 되므로 폐가 나빠진다. 장내 부패균이 많아지면 폐의 기능이 무너지게 된다. 이렇게 장내 세균총이 안 좋으면 장내 세균에서 유래한 LPS가 폐의 대식세포를 자극하여 미분화된 면역세포인 Th0를 Th17로 분화시켜 폐에 염증을 일으키고, 간의 쿠퍼셀을 자극하여 간에 염증이 발생한다.

폐렴에 걸리는 등 폐 기능이 약한 분에게는 먼저 면역력 증강을 통하여 과다한 염증반응을 억제하는 아라비녹실란 제제 같은 면역증강제가 좋고, 그다음 장 기능 개선을 위해 부패균을 억제하는 유산균 생성물질이 도움이 된다.

장-피부축

장 기능이 좋아야 피부가 맑고 깨끗하다. 장이 나쁘면 피부에 염증이 생기면서 피부 점막이 손상될 수 있다. 아토피 피부라면 우선 유산균 생성물질로 염증을 줄이고, 피부를 촉촉하게 해주는 감마리놀렌산 고순도 제품을 먹고, 이와 함께 면역력을 조절해주는 아라비녹실란 제제를 먹으면 효과가 있다. 만약 폐가 건조하여 기침이 난다면 폐 세포 안쪽까지 수분을 잘 공급해주는 미네랄 제제를 먹어야 한다. 폐가 촉촉하면 피부도 촉촉해진다. 장-폐-피부는 서로 영향을 미치기 때문이다.

장-Vagina축

장이 나쁘면 잦은 질염과 요도염, 방광염에 시달리게 된다. 이런 질환에 걸리면 속 시원하게 말도 못 하고 혼자서 끙끙거릴 때가 많다. 우리 몸의 미생물은 대장에 제일 많고, 구강-질-소장 순으로 많다. 방귀 냄새가 지독하면 대장과 소장에 부패균이 증식했다는 것이고, 입 냄새가 많이 나면 구강에 부패균이 증식했다는 신호다. 질 건강이 나빠도 안 좋은 냄새가 난다. 칸디다균에 감염되면 맑은 점액성 분비물이 나오고, 가렵고 시큼한 냄새가 동반된다. 트리코모나스균에 감염되면 황색이나 짙은 녹색 분비물이 나오고, 생선 비린내 같은 냄새가 나서 몹시 불쾌하다. 이런 증상이 심하면 처방약을 복용하는 게 좋다. 하지만 평소에 유산균 제품을 잘 챙겨 먹기만 해도 이런 증상을 예방할 수 있다.

건강한 여성의 질 속에는 락토바실러스균이 90% 정도 상주하고, 9%는 비피도박테리움균, 그리고 약 1% 정도가 기회 유해균이다. 락토바실러스 계통의 유산균은 젖산을 만들어내기 때문에 질 속이 약산성이 되어 외부 균들이 침투를 못 하게 한다. 약간 신 냄새가 나는 것은 건강한 상태라고 볼 수 있다. 혹시 비누로 질 안쪽을 씻는다면 삼가야 한다. 비누는 알칼리성을 띠어서 산, 알칼리 균형을 깨뜨리므로 차라리 식초를 물에 한두 방울 떨어뜨려 씻는 게 나을 수 있다.

건강한 가임기 여성은 에스트로겐이 정상적으로 분비되고, 분비된 에스트로겐은 질 내벽의 점막에 있는 글리코겐의 성장을 촉진한다. 좋은 유산균인 락토바실러스균은 글리코겐을 대사시켜 유산균 생성물질인 젖산(Lactic acid)을 생산한다. 이 젖산이 질 안의 pH를 낮춤으로써 기회균이나 병원균이 침입하지 못하게 막아준다. 그런데 여성이 스트레스를 받아서 호르몬 균형이 깨지거나 폐경이 되면 질 점막의 글리코겐의 양이 줄어들어 질 속에 가드렐라균(Gardnerella), 대장균(E. coli), 엔테로코커스(Enteroccous) 등의 부패균이 증식하여 질염과 방광염이 자주 생기게 된다. 이때 락토바실러스 계통의 유산균을 섭취하면 섭취한 유산균이 소화기관을 지나서 항문으로 나오고, 회음부를 지나서 질 안에 정착한다.

폐경이 되어 여성의 질 분비물이 줄어들면 몸을 지키는 방패막이가 없어졌기 때문에 대장과 항문에 있던 유해균들이 질과 방광 안으로 들어가 염증을 일으키기 쉽다. 항문과 질, 요도는 바로 옆에 붙어있는 기관이다. 여성은 남성보다 요도가 짧기에 방광염이 자주 생긴다. 그래서 '전에는 안 그랬는데 왜 이렇게 질염과 방광염이 잘 생기지?'라고 의아해하는 여성은 질염 예방에 좋은 유산균을 먹으면 도움이 된다. 단, 괄약근이 약해져서 소변을 자주 보는 경우는 유산균을 먹는다고 쉽게 낫지는 않는다.

질염이 생기는 원인은 성호르몬 수치 변화, 생리 주기 변화, 빈번한 성생활, 항생제 치료, 경구 피임약 복용, 잦은 질 세정, 폐경, 임신, 수유 때문이다. 당뇨병이 있는 사람은 소변 속에 당분의 일부가 빠져나올 수 있으므로 곰팡이균 감염이 더 잘되는 편이고, SGLT2 억제제인 포시가와 같은 당뇨약은 소변으로 당분이 빠져나오게 하는 기전을 가지므로 곰팡이균에 감염될 확률이 높다.

스트레스도 질염의 원인이 된다. 스트레스는 코티솔 분비를 촉진하고, 분비된 코티솔은 질 내벽의 성숙과 글리코겐 축적을 억제한다. 글리코겐의 축적이 억제되면 유산균의 먹잇감이 줄어들기 때문에 이를 대사시켜 증식하는 락토바실러스균이 감소하게 되고, 젖산이 줄어들면 질 안의 항염증 작용이 약해지면서 이상발효가 진행된다.

스트레스로 인한 세균성 질염이 생기면 가장 흔히 증식하는 병원균은 가드렐라균이다. 가드렐라균은 중간 균이지만, 부패균이 많으면 유해균으로 작용하여 세균성 질염의 원인이 되기도 한다. 이러한 균들은 질 안에 아주 극소량 존재하는 균인데, 젖산균이 줄어들면서 자연스럽게 증식한다. 질 안에 이상발효가 일어나면 장 속에 있는 균들이 질 속에서 증식하기도 한다. 자꾸 질염이 반복되는 여성이라면 단순히 항생제, 항진균제만 복용할 것이 아니라 좋은 유산균을 먹어주는 것이 효과가 있다. 나는 방광염에 자주 걸리는 여성에게 좋은 유산균과 함께 나노커큐민과 프로폴리스가 함유된 제품을 권하는데 상당히 도움이 되었다는 말을 자주 듣는다.

이 밖에도 췌장 기능이 나쁘면 장이 건강할 수 없고, 장이 건강하지 못하면 장 누수가 생겨서 당뇨병에 걸리기 쉽다. 이같이 우리 몸은 결코 따로따로 존재하지 않고 서로 영향을 주고받는다. 그러므로 장 건강이야말로 건강의 기본이다.

6장

장을 다스려야 만성 염증이 잡힌다

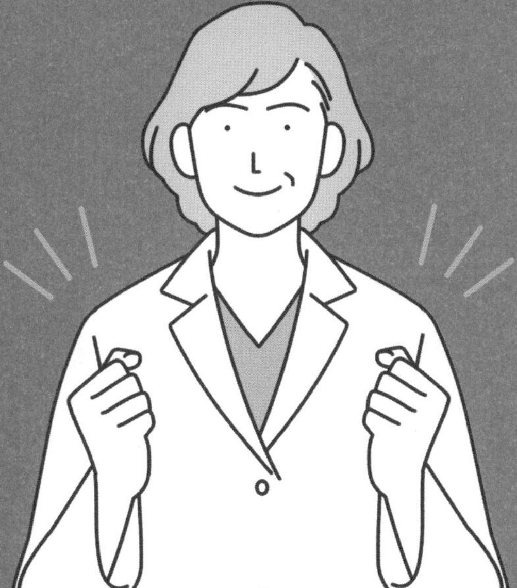

18

급성 염증과 만성 염증

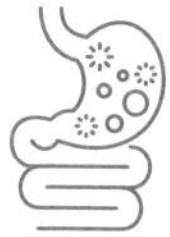

20대 아가씨의 피부와 60대 여성의 피부를 구성하고 있는 세포는 모양이 다르다. 나이를 먹을수록 염증에 더 많이 노출되고, 염증은 세포 모양을 바꾸고 탄력을 떨어뜨린다. 만성 염증은 건강하지 않은 세포로 바꾸어버린다. 치매, 암, 당뇨, 관절염, 심장 질환들도 알고 보면 모두 만성 염증에서 비롯된다. 위점막세포를 위축시키고 피부가 노화되는 것도 만성 염증이 그 원인이다. 위장병이 오래되면 암으로 발전되기도 하는데, 위암이 생기는 것도 만성 염증의 결과라고 할 수 있다. 위나 장에 궤양이나 암이 발현되는 이유를 알려면 만성 염증이 생기는 과정을 이해할 필요가 있다.

염증은 세균이나 바이러스 등이 몸에 침투했을 때 체내 유입된 이물질을 없애기 위해 일어나는 반응이다. 폐렴에 걸리거나 몸에 외상이 생길 때 급성 염증반응이 나타난다. 이것은 감염된 조직이나 다친 부분에만 국소적으로 나타나는 염증이다. 하지만 이런 급성 염증은 단기간에 복구되는 염증이므로 그나마 착한 염증이라고 할 수 있다. 반면에 나쁜 염증은 미세한 염증이 꾸준히 일어나는 것으로, 조직에 국소적으로 나타나기보다는 혈관을 타고 전신에 생기고, 수년에서 수십 년 동안 장기간에 걸쳐서 반응하는 염증을 말한다. 급성 염증은 항생제를 단기간 쓰면 치료되지만, 만성 염증은 항생제를 쓴다고 해결되지 않는다.

염증반응은 그냥 일어나는 것이 아니라 염증을 전달해주는 매개물이 있다. 혈관과 림프조직 외에 프로스타글란딘과 사이토카인이 대표적인 염증 매개물이다. 두 가지 염증 매개물 중 가까운 세포에 영향을 주는 것은 프로스타글란딘이고, 먼 곳에 있는 세포까지 영향을 주는 것은 사이토카인이다. 폐에서 생긴 염증이 혈류를 타고 간으로 가려면 폐에서 심장과 장을 거쳐 문맥을 타고 가는데, 이렇게 먼 곳까지 프로스타글란딘은 이동할 수 없다. 하지만 사이토카인은 염증이 일어난 부위에서 먼 곳에 있는 다른 세포의 기능에 영향을 미칠 수 있다. 염증을 일으켜 세포 변형을 초래할 수 있는 중요한 사이토카인 세 가지는 TNF-알파, 인터루킨-1(IL-1), 인터루킨-6(IL-6)이다.

우리가 흔히 알고 있는 염증 매개물로는 히스타민이 있다. 외부의 이물질에 대해서 과민반응이 일어나면 콧물, 재채기, 가려움증 등이 생기는데 항히스타민제를 복용하면 진정된다. 또한 무리하면 몸살이 나고 아픈데, 이것은 염증성 프로스타글란딘 때문에 일어나는 것이므로 프로스타글란딘을 억제하는 NSAID(소염진통제)를 복용하면 가라앉는다. 그런데 히스타민이나 프로스타글란딘보다 더 강력한 염증 매개물은 사이토카인이다.

면역력을 나타내는 백혈구 중 단핵구에 속하는 마크로파지(대식세포)가 염증을 유발하는 세균으로부터 우리 몸을 지키기 위해 면역 반응을 일으킨다. 급성 염증은 단시간 심하게 나타났다가 세균이 죽으면 종결된다. 그런데 만성 염증은 약하지만 지속적으로 발생하므로 염증을 일으키는 균에게도 타격을 주지만, 우리의 몸 자체도 마크로파지가 분비하는 사이토카인에 의해 타격을 받는다. 그 과정에서 조직의 모양이 바뀌고 기능이 떨어진다. 대부분의 만성질환은 종결되지 않는 만성 염증반응에 의해 생기는 것이다. 낙숫물이 바위를 뚫는다는 말처럼 작고 미세한 염증이 꾸준히 일어나면 나중에 우리 몸은 돌이킬 수 없는 지경에 이른다.

만약 세균과 바이러스에 의해 폐렴이 생겼다면, 신체가 건강한 경우에는 급성 폐렴을 일으키는 폐렴 구균을 이겨낼 것이다. 코로나바이러스나 폐렴균에 감염되어 열이 나는 것은 외부에서 침입한 균을 우리 몸이 극복하기 위해서 일어나는 반응이므로 좋은 반응이라고 할 수 있다. 이런 균들로 폐가 손상되지만 우리 몸의 면역력은 바이러스와 세균을 퇴치하고 손상된 세포를 복원시키는 힘이 있다. 그러나 열이 심하게 오르면 몸이 손상될 수 있어서 소염진통제를 처방하는 것이다.

치주염은 꾸준하게 발생하면서 끝이 나지 않는 염증이다. 치주염을 일으키는 깅기발리스균(P. gingivalis)이 혈관으로 돌아다니면서 치매, 심장 질환, 류머티스 관절염, 당뇨 등의 질병을 일으킨다. 치아우식증과 잇몸질환을 유발하는 대표적인 균인 뮤탄스균(Streptococcus mutans)은 연쇄상 구균의 일종으로, 충치가 있는 사람과 함께 음식을 먹으면 감염될 수 있다. 뮤탄스균은 치아에 상주하면서 탄수화물과 당분을 먹고 산다. 당분이 소화되고 나면 산(酸)이 형성되는데, 이 산성 성분이 플라크를 만들어서 치아의 법랑질을 녹이고 치아 표면을 부식시켜 충치가 생기게 한다. 뮤탄스균은 잇몸에만 염증을 일으키는 것이 아니라 혈관을 타고 돌아다니다가 심내막염을 유발하기도 한다. 이렇게 잇몸병은 잇몸에만 국한되지 않고 전신에 영향을 미치는 만성 염증이다.

필자 사례

시어머니가 게장을 드시고 설사가 심해서 약국에 방문했던 여성이 며칠 후 또 찾아왔습니다. 이전 방문 때 투윅스 리퀴드를 챙겨 가셨는데 그것을 드시고 효과를 보았다고 했습니다. 이번에는 장이 안 좋은 남편이 일주일째 치주염이 번져서 목 안쪽과 온몸이 아프다고 했습니다. 그래서 온 가족이 투윅스 리퀴드를 드시라고 권했고, 남편분은 잠자기 전에 가글한 후에 삼키라고 했습니다. 그 여성은 일주일 후에 약국에 또 방문하여 남편 건강상태가 훨씬 나아졌다고 하면서 나노 커큐민과 프로폴리스가 함유된 제품도 구입했습니다.

위염을 일으키는 헬리코박터균도 만성 염증을 유발한다. 헬리코박터균에 감염되더라도 열이 나는 것은 아니다. 문제는 우리의 면역세포가 파일로리균을 퇴치할 수 없다는 것에 있다. 파일로리균에 감염된 기간이 늘어나다 보니 만성 염증 상태가 지속되고, 마침내 위점막세포의 모양을 변화시켜 위축성 위염이 된다. 위축(Atropy)은 세포가 쪼그라들어 그 기능을 상실했다는 말이다. 만성 미세염증으로 조직이 손상될 정도는 아니지만 끊임없는 염증 자극으로 세포의 모양이 비정상적으로 바뀌고, 나중에는 그 기능을 상실하게 되며 마침내 괴사(Necrosis)나 자멸사(Apoptosis) 과정을 겪는다. 참고로, 괴사는 세포가 에너지 대사 기능을 상실하여 수분이 과도히 유입되면서 터져 죽는 것이고, 자멸사는 쪼그라들어서 그 기능을 상실하는 것이다.

급성 염증을 그나마 착한 염증이라고 표현했을 뿐이지 사실 좋은 염증반응이란 것은 없다. 급성 염증이 종결되지 않고 계속 유지된다면 만성 염증으로 이어진다. 만약 어떤 사람이 만성 염증을 앓고 있는 도중에 또 다른 급성 염증반응이 나타난다면 매우 위험해질 수 있다. 예를 들어 류머티스 관절염을 앓고 있는데 코로나바이러스에 감염되는 경우다. 면역세포들이 이미 만성 염증이 있는 류머티스를 관리하느라 그쪽으로 포진해 있는 상황에서 코로나바이러스가 덮쳐온다면 이 바이러스를 이겨낼 능력이 부족해진다. 그래서 만성 염증성 질환, 대사성 질환이 있는 사람들에게 팍스로비드(코로나 치료제)와 같이 강한 약을 처방하는 것이다. 이런 점을 감안해보면 만성 염증이 생기지 않도록 관리하는 것은 곧 우리의 생명과 건강을 지키는 가장 중요한 일이라는 것을 알 수 있다.

만성 염증이 있으면 어떤 세포는 위축이 되고, 어떤 세포는 비대가 되고, 어떤 세포는 증식이 되고, 어떤 세포는 이형성이 되고, 어떤 세포는 화생된다. 이같이 세포 모양을 바꿔서 만성질환을 일으키는 근본 원인은 만성 염증 때문이다. 세포의 모양이 병적으로 바뀌다 보면 암으로 진행될 수도 있다. 암을 예방하려면 무엇보다 만성 염증의 근원인 장과 치주염을 잘 다스려야 한다.

또 하나의 중요한 염증의 원인으로는 저산소증을 생각해 볼 수 있다. 모세혈관이 막혀서 잘 소통이 안 되면 혈액 공급이 어려워지고 저산소증에 빠져서 그 조직의 세포가 기능을 잃게 된다. 나는 약국에 방문한 분들에게 막힌 혈관을 명쾌하게 뚫어주는 전칠삼 사포닌과 혈액을 공급해주는 헴철을 자주 활용하는 편이다. 뇌 쪽으로 가는 혈류량이 충분하지 않다면 뇌세포가 그 기능을 잃게 되어 기억력 감퇴나 치매로 갈 확률이 높아진다. 치매는 아니더라도 사춘기 학생들이 먹는 것은 부실한데 생리까지 하면 그야말로 혈 부족증에 빠져서 공부할 때 머리가 멍해지는 순간이 올 수 있다. 기억력 증진이나 치매 예방을 위해서도 전칠삼 사포닌과 헴철을 적절히 활용할 필요가 있다. 그래야 저산소증에 빠지지 않고 세포가 제 기능을 발휘한다. 저산소증에 오래 노출되면 그 세포는 곧 만성 염증에 노출되고 머지않아 그 세포의 기능을 잃게 될 것이다.

여성들의 골칫거리인 질염도 마찬가지다. 혈액이 부족해지면 자궁이 혈 부족 상태가 되고, 냉한 상태에서 더욱 유해균이 활개를 친다. 이럴 때 헴철로 충분한 혈액을 보충해주면 하초가 따뜻해지고, 유산균 생성물질을 챙겨 먹어 박테리오신을 투입하면 호모균까지 억제할 수 있다. 무엇보다 패스트푸드나 찬 음식을 피하고 건강한 식단을 챙겨 먹는 것이 선행되어야 한다. 여성들은 스트레스를 받을 때 달콤한 맛이 있는 음식을 찾지만 효모균이 당분을 좋아하므로 질염이 반복된다면 자제하는 것이 좋다.

약국 사례

- 전남 천지약국 임미란 약사

60대 여성이 약국에 방문하여 구강 유산균을 달라고 하셨습니다. 만성 구내염과 치은염이 있다며 TV에서 광고하는 제품을 말씀하셨습니다. 제가 이해하기 쉽게 알려드렸습니다.

"우리 몸에 상주하는 균이 가장 많은 곳이 장입니다. 밀집도로 보면 구강이 면적당 균의 수가 제일 많습니다. 구강에 좋은 상재균이 많아야 이물질과 미생물, 독소로부터 보호받는데, 부패균이 많으면 면역세포가 자주 출동하고, 원치 않는 염증반응으로 고생합니다. 급성 염증은 몸을 살리는 착한 염증이지만, 오랜 기간 만성 미세염증이 되면 면역세포가 오작동되고, 세포 손상도 가속화되어 잇몸질환에 시달립니다. 부패균만을 선택적으로 제압하고, 좋은 유익균을 증식시키는 효모균과 함께 콩 배지에서 생산한 유산균 대사산물인 박테리오신이 40% 들어있는 투윅스 리퀴드를 드시면 면역력이 좋아지고, 염증반응을 빠르게 종결시킬 수 있습니다. 입에 넣고 가글한 후 삼키시면 됩니다."

저의 설명을 듣고 그 여성분은 한 달분을 사 가셨습니다. 10일 후 약국에 오셔서 투윅스 리퀴드를 가글하고 자면 구취도 없어지고 오히려 입안에서 향긋한 냄새가 난다고 하셨습니다. 저는 이렇게 영양소 요법을 통해 고객들에게 신뢰감을 얻고 사랑을 듬뿍 받고 있으며, 전문가 약사로서 자긍심이 높아지고 있습니다.

19

염증을 복구하는 마크로파지 M2

처음 염증반응이 일어나면 면역세포 중 마크로파지 M1이 염증을 대응한다. M1이 이물질을 잘 제거하면 문제가 없다. 그런데 침범한 균이 너무 강하거나 M1이 힘이 부족하면 염증반응을 오래 끌고 갈 수 있다. 전쟁으로 치면 적군이 너무 강해서 신속하게 물리치지 못하는 상황이다. 이렇게 M1이 너무 높아진 채로 장기화하면 오히려 몸 조직을 파괴할 수 있다. M1을 적당히 활성화하여 세균을 포함한 이물질에 대한 탐식 능력을 높여야 염증이 제거된다. 마크로파지를 대식세포라고 부르는 이유는 외부의 세균을 잡아먹기 때문이다. 그래서 식균작용, 탐식작용(Phagocytosis)이라고 표현한다.

염증이 시작되어 마크로파지 M1이 활성화된 후 다시 마크로파지

M2가 나와서 염증반응을 종결시킨다. M2를 복구수리반이라고 이해하면 쉬운데, 염증반응을 일으킨 후 다시 그 상처 난 부위를 싸매는 작업이다. 비유하자면 자녀가 잘못을 저질렀을 때 어긋난 길로 가지 않고 본분에 맞게 행동하도록 따끔한 벌을 주는 것은 M1 반응이고, 야단맞은 자녀를 어루만지고 격려하는 것은 M2 반응이다. 부모가 자녀에게 계속 핀잔만 주고 다독거리지 않는다면 자녀가 삐뚤어지고 부모와의 관계가 점점 멀어질 것이다. 이런 상황을 만성 염증으로 비유할 수 있다.

만성 미세염증은 심각하지 않게 보일 수 있으나 결국 온몸에 큰 해를 입힌다. 대량으로 급성 염증반응이 일어나는 것은 아니지만 가랑비에 옷 젖는 줄 모르듯 염증반응이 오래 지속되다 보면 마크로파지 M1에서 마크로파지 M2로 바뀌지 않고 계속 염증반응이 일어나서 조직의 모양이 바뀌기도 하고 기능을 잃기도 할 것이다. 그러다가 잘못하면 암세포가 생길 수도 있다.

급성 염증은 염증 수치인 CRP(C-reactive protein)나 적혈구 침강속도인 ESR을 높인다. 그런데 미세한 염증으로 CRP나 ESR이 높아지지는 않지만 혈관에 노폐물이 낀다든지 해서 전반적인 몸의 기능이 떨어지고 만성 염증에 의해 큰 타격을 받을 수도 있다. 만성 미세염증을 나타내는 검사 수치는 hsCRP이다. 이러한 만성 염증의 가장 큰 원인으로는 장내 부패균에 의한 염증을 들 수 있다.

스트레스 호르몬인 코티솔이 만성적으로 높으면 나쁜 것인데, 스트레스를 대응할 때만 높아지고 그 후에 낮아진다면 별문제가 되지 않는다. 하지만 장내 부패균은 만성적으로 염증성 사이토카인의 수치를 높이므로 장내 부패균이 만성 염증의 근원이라고 할 수 있다. 기저질환이 있고, 나이가 들고 스트레스를 많이 받을수록 부패균과 염증성 사이토카인도 늘어나게 된다. 그러니 장내 염증을 해결하지 않으면 백약이 무효이고, 부패균을 제거하고 염증반응을 종결하는 것이 건강을 회복하는 출발점이다.

그런 점에서 식물성 포스트바이오틱스 속에 함유된 천연항균물질인 박테리오신을 챙겨 먹는다면 장내 부패균이 억제되어 만성 염증이 줄어들 것이다. 치주염으로 고생한다면 적절한 잇몸질환 영양소와 더불어 식물성 포스트바이오틱스를 머금어 가글하고 삼키면 만성 치주염도 호전된다.

7장

장 기능의 근본적인 해결사 유산균 생성물질

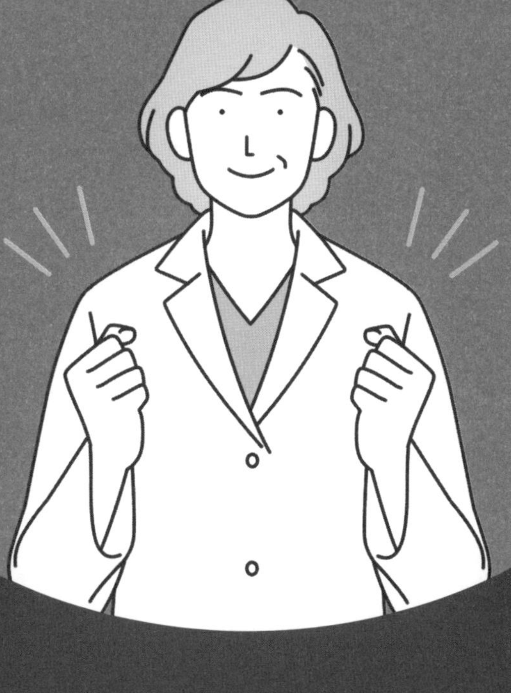

20

장과 면역력

면역력을 높이려면 장 기능부터 개선해야 한다. 장은 외부의 이물질이 가장 많이 유입되는 통로이기 때문이다. 장 속에 들어오는 이물질을 탐지하여 면역력을 형성하는 데 크게 기여하는 것은 수지상 세포(Dendritic cell)이다. 나뭇가지 모양으로 생겨서 수지상(樹枝狀) 세포라 부르고, 이물질을 탐지하기에 적합한 구조를 하고 있다.

먼저 장에서 혈액으로 이물질이 유입되지 않아야 하므로 식생활 개선과 질 좋은 포스트바이오틱스를 통해 장 누수부터 해결하는 것이 좋다. 만성적으로 감기를 달고 살거나, 염증이 잘 생기거나, 대상포진을 앓거나 항암 중인 사람은 면역력 증강이 필요하다. 일반 프로바이오틱스는 덩치가 커서 수지상 세포를 자극하기에는 어려움이 있지만,

유산균 생성물질 속에 함유된 균체 성분은 장 내벽을 통과해서 수지상 세포에 영향을 주기 때문에 면역력 증강에 상당히 도움이 된다.

내가 잘 아는 분은 70대 초반인데 대장암 수술 후 항암치료를 했다. 그런데 항암제가 너무 독해서 잘못하다가는 사람 잡겠다고 판단하여 항암을 안 하는 대신 벌침을 일주일에 한 번씩 맞고 있다. 벌침 속에는 천연의 항균, 항암 성분이 들어있는지 벌침을 맞은 날은 무척 아프지만 그다음 날이 되면 얼굴 피부가 눈에 띌 정도로 매끄러워진다고 한다. 벌침의 항암 효능에 대해서는 자세히 알지 못하지만, 이분은 벌침과 함께 박테리오신 10%와 균체 성분이 함유된 제품을 드시고 컨디션이 최상이라며 장복하고 있다. 면역력이 많이 떨어진 사람은 균체 성분 포스트바이오틱스를 아라비녹실란 제제와 함께 먹으면 효과가 뛰어나고, 감기 예방이나 비염에도 좋다.

바이러스나 세균, 진균 등은 면역력이 떨어지면 감염이 더 잘된다. 감염이 일어났을 때 바이러스나 박테리아를 죽이는 면역세포가 있는데 바로 세포독성 T세포(Tc, Cytotoxicity T cell)이다. Tc를 활성화하는 것은 T헬퍼세포(Th1)다. 아라비녹실란 제제는 면역증강과 간 기능 개선에 특허를 받았고 항암작용도 있는데, 세포독성 T세포와 자연살상세포인 NK세포를 활성화하여 암세포를 없애는 데 개입한다. 그리고 면역세포 Th1을 활성화해서 마크로파지 M1을 M2로 분화(Polarization)하도록 촉진하는 유용한 성분이므로 염증을 중화시키고 조직을 리모델링하는 데 기여한다.

외부에서 적군이 공격해오면 방패로 잘 막아내고 창과 칼로 무찌르듯이 면역학적 칼과 방패를 가지고 있어야 점령당하지 않는다. 아라비녹실란은 Th1을 활성화해서 침입한 균을 죽이고 염증을 유발하는 Th17을 낮추므로 면역학적인 창(槍)이고, 유산균 생성물질은 천연항균물질인 박테리오신이 함유되어 부패균을 억제하므로 면역학적 방패라고 할 수 있다.

21

유산균 생성물질의 생리활성 작용

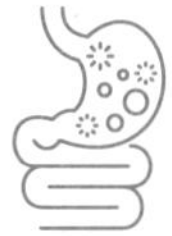

유산균 생성물질은 몇 가지 중요한 생리활성 작용을 한다.

1. 항균 활성 작용

- 유산균이 분비하는 유기산에 의해 위장관 내의 pH를 낮춘다.
- 박테리오신에 의해 항균 단백질을 분비한다.
- 유기산과 박테리오신은 부패균이 장점막에 부착하는 것을 억제하고 체내로 침투하는 것을 막는다.

2. 점막 기능 강화 작용

위장관의 점액 생성을 돕고 치밀결합조직에 있는 단백질의 유전자 발현을 촉진하여 점막 기능을 강화한다.

3. 면역기능 조율 작용

Th1과 Th2가 균형이 맞아야 건강한 상태다. 현대인들은 환경 독소와 식품첨가물, 패스트푸드 섭취로 인해 염증을 일으키는 면역세포인 Th2와 Th17이 상승되어 있다. 유산균의 세포벽을 이루는 다당체의 특정 구조가 수지상 세포를 자극하여 Th1으로의 분화를 늘리고, Th2로의 분화를 줄이며, Treg를 활성화시켜 Th17을 억제한다면 아토피 치료에 도움이 될 것이다.

유산균 생성물질 속의 균체 성분은 면역을 담당하는 수지상 세포의 수용체(TLR)에 결합하여 조절T세포인 Treg와 Th1을 활성화한다. 유산균이 만들어내는 대사산물과 유산균의 세포벽 구조의 형태가 면역력을 활성화하기에 적합하기 때문이다.

굳이 신토불이나 K-POP, K-콘텐츠를 들먹이지 않더라도 가장 한국적인 것이 가장 세계적인 것이다. 세계적으로 검증된 유산균주인 크리스찬한센, 듀폰다니스코 등의 회사에서 배양된 유산균도 있지만, 서양 사람의 장 속에 존재하는 유산균과 동양 사람의 장 속에 존재하는 유산균주는 다르다. 먹는 음식의 종류가 다르기 때문이다. 한국 사람의 장에 가장 잘 맞는 유산균주는 조상 대대로 내려온 된장, 간장, 김치 등에 함유된 균주다. 바로 된장류에서 발견되는 락토바실러스 퍼멘텀균(L. fermentum), 김치류에서 발견되는 락토바실러스 사케이균(L. sakei), 락토바실러스 프랜타룸균(L. plantarum)이다. 이 세 가지 균주가 아토피를 앓고 있는 아이들에게도 가장 도움이 되는 유산균주다. 아토피로 고생하는 아이들은 피부과 처방을 받아서 독한 약을 먹이고 연고를 발라주기보다 식품첨가물 가득한 패스트푸드를 끊고 김치나 된장 같은 토속적인 음식을 먹이면 저절로 좋아질 것이다.

22

프로바이오틱스를 주의해야 하는 사람

2018년 9월에 식약처와 관련 전문가들이 프로바이오틱스를 복용하면 안 되는 사람과 섭취를 주의해야 할 사람을 공표했다. 암환자, 면역억제제 복용자는 프로바이오틱스를 복용하면 패혈증 감염이 발생할 가능성이 있다. 크론병, 장누수증후군 환자도 프로바이오틱스를 복용하면 느슨한 장막 사이로 균이 침투해 패혈증이 생길 수 있다.

장이 안 좋은 사람이 프로바이오틱스 제품을 복용한 후 피부에 알러지가 나타난다면 생균이 혈액으로 침투해서 생기는 과민반응일 수 있다. 투석하는 등 약물 주입을 위해 관을 삽입한 사람들도 프로바이오틱스 복용은 금지다. 프로바이오틱스도 일종의 균이라서 면역력이 떨어진 사람에게는 일반 세균처럼 작용해 감염을 일으킬 위험성이 있다는 점을 기억해야 한다.

반면에 유산균 생성물질은 생채소를 물에 넣어 살짝 익히듯 유산균 발효액을 살짝 데쳐서 만든 제품이다. 그래서 장이 초토화된 사람에게도 패혈증의 염려 없이 투여할 수 있고, 암환자나 투석 환자, 과민성대장증후군, 크론병 환자들도 먹을 수 있다. 액상 형태 제품은 장점막 깊숙이 흡수되어 작용이 수월하다.

유산균 생성물질은 다음과 같은 사람들에게 도움이 된다.

❶ 영양요법을 시작할 때 장내 부패균 제거가 필요한 사람

❷ 대변을 보면 시원하지 않고 냄새가 심한 사람

❸ 변비나 장내 개선(부패, 냄새, 색깔)이 필요한 사람

❹ 설사를 자주 하거나 복명(배에서 나는 꾸룩꾸룩 소리)이 있는 사람

❺ 면역력에 문제가 있는 사람

❻ 혈액이 탁하거나 질이 안 좋아 체력이 약한 사람

❼ 각종 피부 트러블로 고민하는 사람

❽ 많이 먹는데도 살이 찌지 않는 사람

❾ 암 수술 후 영양분의 소화, 흡수가 어려운 사람

23

콩 발효 유산균이 에스트로겐 우세증을 유발할까?

콩을 발효시켜 만든 포스트바이오틱스를 먹으면 혹시 에스트로겐 우세증이 올까 봐 꺼리는 사람들이 있다. 특히 유방이나 자궁 쪽에 질환이 있는 사람일수록 매우 민감하게 반응한다. 건강에 도움이 된다는 식품을 먹기 전에 여성 호르몬에 어떤 영향을 미치는지 까다롭게 따져 보는 것은 바람직한 자세다.

대두 이소플라본은 콜레스테롤 저하, 여성 암 예방, 골다공증에 특히 효과가 좋다고 알려져 있다. 콩에 있는 이소플라본(Isoflavone)은 에스트로겐 수용체에 부분적 효능제(Partial agonist)라고 할 수 있다. 전적 효능제(Full agonist)로 작용하는 성분은 과량을 사용했을 때 자칫하면 부작용이 일어날 수 있다. 반면 부분적 효능제로 작용하는 것은 수용체의 결합력이 강하지 않고, 세포 내로 신호전달 기능도 약하므로 부작용이 거의 나타나지 않는다.

콩에 함유되어 있는 이소플라본은 주로 배당체(당이 붙은 상태)로 존재한다. 대체로 자연계에 존재하는 플라보노이드는 배당체를 떨어뜨려 비배당체(Aglycone)로 전환되어야 흡수된다. 대두 이소플라본의 성분은 다이드진, 제니스틴인데, 유산균에 의해 배당체가 떨어져 나가서 제니스테인, 다이드제인이라는 활성형 이소플라본이 된다. 따라서 그냥 콩을 먹는 것보다 발효시키면 유산균의 작용에 의해 흡수하기 좋은 형태의 이소플라본이 만들어진다. 유산균 생성물에 들어있는 것은 활성형 이소플라본이다.

콩 배지를 발효한 유산균 생성물질 속에는 이소플라본이 배당체로 존재하지 않고 비배당체로 존재하여 체내에 빨리 흡수되어 부분적 효능제로 작용한다. 콩 배지 이소플라본이 환경호르몬보다 에스트로겐 수용체에 먼저 결합하여 환경호르몬의 부작용을 조율하는 역할을 한다.

전칠삼 사포닌도 배당체가 잘 떨어져 나갈수록 더 좋은 효능을 나타낸다. 이소플라본은 에스트로겐이 부족할 때는 효능제(Agonist)로 작용하고, 에스트로겐 우세증일 때는 길항제(Antagonist)로 작용하므로 콩 속에 함유된 이소플라본은 오히려 에스트로겐 우세증을 잡아주는 좋은 성분이라고 할 수 있다. 과량을 섭취하지 않는 한 콩을 먹는다고 해서 에스트로겐 우세증이 되지는 않는다.

암을 연구하는 전문가들의 의견을 종합해보면 암환자는 콩을 적당히 먹는 것이 좋다고 한다. 콩 발효 유산균 생성물질은 유방암이나 난소암 환자들도 안심하고 먹을 수 있고, 장 기능과 더불어 면역력을 높여준다. 또한 대두 이소플라본 속에 함유된 락토바실러스 퍼멘텀균은 혈당과 콜레스테롤을 낮추고 항산화 작용이 뛰어난 균이므로 성인병 예방에도 도움이 된다.

당독소는 당과 단백질이 결합된 노폐물이다. 당독소가 인슐린 저항성과 당뇨를 일으킨다. 다이드제인은 당과 단백질 결합을 방해하여 당독소를 못 만들게 하는 작용을 하는데, 장의 인크레틴을 활성화하고, 당화산물을 억제하는 작용을 하는 물질이 콩 배지 속에 있으므로 당뇨병을 예방하는데도 도움을 준다.

약국 사례

-서울 강동구 해피약국 이혜연 약사

여성분들에게 유산균 생성물질인 투웍스 리쿼드를 드리면 거의 다 부기가 빠지고 푸석푸석함이 없어져서 약국에 재방문합니다. 지금 4개월째 드시는 분은 본인이 더 관리하고 욕심을 내서 8kg을 빼신 분도 있습니다. 오늘도 서너 분이 확실하게 부기가 빠져서 약국에 왔습니다. 부패균이 제거되는 것이 눈으로 보일 정도입니다.

24

박테리오신에 첨가하면 좋은 항균물질

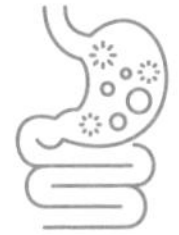

1. 파인엑솔(소나무껍질 추출물)

금강송에서 유래한 폴리페놀 성분으로 강력한 항산화, 항염 작용이 있고, 이 밖에도 혈행 개선, 체지방 감소, 갱년기 증상 개선, 운동력 증진 등의 생리적인 기능이 있는 식품 소재이다. 금강송 아래에는 소나무에서 나오는 항균력 때문에 잡초가 잘 자라지 못한다고 한다. 유산균 생성물질에 파인엑솔을 첨가하면 부패균이 5.4~10.5배 감소하고, 유익균이 1.9~7.9배 증가한다는 연구 결과가 있다. 장누수증후군, 과민성대장증후군, 크론씨병 등 장 질환뿐 아니라 암환자의 면역력 증강에도 효과가 있다. 파인엑솔 성분은 위장관 벽에 붙어있는 부패균을 씻어내리는 역할을 한다.

소나무 유래 OPC(피크노제놀)의 항균력이 각 신체에 미치는 영향

❶ 심혈관 질환 예방: OPC(Oligomeric proanthocyanidins)는 폴리페놀 종류의 항산화 성분으로 혈관 벽을 안정화시키고 염증을 억제한다. 주로 콜라겐과 엘라스틴을 함유하는 조직을 지지하는 역할을 하여 동맥경화증과 정맥류를 개선한다. 분자량이 커서 체내에 흡수되지 않으면서 부패균을 배출시킨다.

❷ 지방간 예방: 피크노제놀은 혈중 지질 수치와 지방 축적을 낮춘다. 유리 지방산과 지방 축적을 감소시켜 지방간을 예방한다.

❸ 뇌 기능 향상(Nootropic): 인지능력, 기억력, 주의력이 향상된다. 스트레스 감소 효과가 있고, 공간기억 능력을 향상시켜 알츠하이머 위험이 감소하고 인지능력을 높인다.

❹ 천식, 폐렴 완화, 항알러지 작용: 폐 조직 손상을 줄이고 염증을 완화한다.

❺ 암 예방

❻ 방광염, 당뇨병에 탁월한 효과: 염증으로 인한 장 손상을 예방하고, 방광에서의 산화적 손상과 세포 사멸 수준이 감소한다. 방광 신경을 성장시키고 인슐린 감수성을 높인다.

❼ 피부, 혈관의 탄력성 개선: OPC 형태의 폴리페놀은 콜라겐 섬유의 우수한 결합체이다. 따라서 결합조직을 강화하고, 피부 탄력성을 유지하며, 동맥 등 혈관을 강화시킨다.

2. 매실 농축액

매실 농축액은 위산 분비를 자극하고, 소화불량과 위장 장애를 없애준다. 항균, 수렴 작용이 있어서 배탈이 났을 때 먹어주면 효과가 있다.

3. 사철쑥

사철쑥(인진쑥)은 상처를 치료하는 효과가 있고, 이담 작용이 있어서 간 기능 회복에도 좋다. 우리나라에는 수십 종의 쑥이 자생하고 있는데, 이 중에서 가장 효과가 좋은 쑥이 인진쑥이다. 쑥 추출물 성분으로 만들어진 처방약 스티렌, 오티렌 등은 위점막의 상처를 치료하고 점막을 튼튼히 하는 약물로서 살균 효과가 있고 배변을 수월하게 하도록 도와준다.

4. 자소엽(차즈기)

국내 청정지역에서 자란 차즈기 추출물은 항산화, 항균 효과를 통해 위장관을 건강하게 하는 성분이다. 차즈기는 항알러지, 항균, 항암, 당뇨 등에 효능이 있고, 면역력 강화와 피부 건강 개선, 소화를 촉진하는 것으로 알려져 있다. 매운탕을 끓일 때 깻잎이나 방아잎을 넣으면 어독(魚毒)이 해소되듯 깻잎 종류의 성분들이 대개 항균 작용이 있는데, 그중 차즈기의 항균력이 뛰어나다.

8장

과산증일까, 저산증일까?

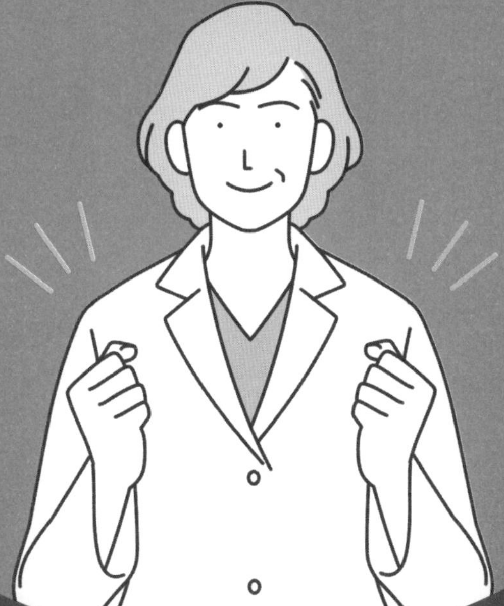

25

잘 씹어 먹어야 오래 산다

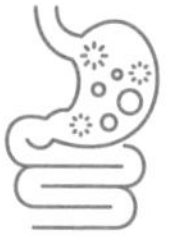

맛있는 음식 냄새가 솔솔 풍기거나 먹고 싶은 음식을 떠올리면 입안에 침이 고인다. 뇌의 미주신경에서 자극받은 아세틸콜린이 위산 분비를 촉진하기 때문이다. 맛있는 음식을 떠올리기만 해도 뇌에서 자극을 받기 시작하고 음식을 위장에서 받아들일 준비를 한다. 익숙한 음식 냄새는 식욕을 촉진하고, 치매는 냄새를 잊어버릴 때부터 시작된다.

우리의 치아는 음식을 씹어 먹기에 적합한 구조를 갖추고 있다. 송곳니로 음식을 찢고, 앞니로 끊어낸 후 어금니로 씹어서 부스러뜨린다. 혀는 음식을 잘 씹을 수 있도록 부드럽게 섞어주는 역할을 하고 단맛, 짠맛, 신맛, 쓴맛, 매운맛 등을 느끼게 해준다. 우리가 먹은 음식은 튼튼한 치아로 잘게 씹어서 부순 후 식도를 통해 내려간다.

침 속에는 탄수화물을 분해하는 아밀라아제가 함유되어 더 작은 형태의 당분으로 나누고, 음식 속에 들어온 세균, 바이러스, 곰팡이균 등을 살균한다. 하루에 분비되는 침의 양은 1~1.5리터 정도 된다. 침은 중성에 가까워서 산성 물질에 의한 치아의 손상을 막아주고, 치아에 끼인 음식물까지 녹여서 청소하는 역할을 한다.

노인일수록 침이 덜 나온다. 그래서 사탕 같은 것을 물고 다니는 노인들이 많다. 젊을 때는 모르지만 나이를 먹을수록 침이 잘 나오는 것도 축복이라는 생각이 든다. 침이 적게 나오면 구강 내 살균력이 약해져서 구취가 심해지고 치아가 손상되기 쉽다. 침 속의 칼슘과 인산염은 손상된 치아를 복구하도록 돕는 역할을 한다.

천천히 잘 씹어 먹어야 위장에서 부담을 덜 느낀다. 그런데 현대인들은 천천히 씹어 먹을 여유가 없을 정도로 바쁘다. 직장이나 학교에 서둘러 가느라 아침밥을 허겁지겁 먹는다. 아침밥을 챙겨 먹을 여유조차 없는 사람들은 간단하게 햄버거나 토스트, 빵, 삼각김밥, 컵라면 등으로 때우기 일쑤다. 아예 부엌에서 요리 자체를 안 하는 집도 꽤 있다. 로봇 청소기가 흔해져서 '청소가 뭐였더라?'라는 광고가 나오는 세상이니 어쩌면 '요리가 뭐였더라?'라는 시대가 올지도 모른다. 김치를 담아서 먹기보다는 간편하게 사서 먹고, 반찬가게에서 만들어진 반찬을 식탁에 올려놓고 먹는 사람들이 늘어간다. 더더욱 1인 가구가 확산되면서 이러한 추세는 계속 이어질 것이다.

자영업자들도 진득하게 앉아서 식사를 못 하는 경우가 많다. 내가 약국을 운영하는 곳은 영도구 남항시장 부근인데 시장 상인들이 자주 방문한다. 이분들도 사정은 마찬가지라서 손님 없는 시간에 식사를 후다닥 하다 보니 늘 소화가 안 되어 소화제를 달고 사는 분들이 많다. 사실 나도 마찬가지다. 약국은 점심시간에도 손님이 계속 오기 때문에 한 번에 밥을 다 먹기 힘들고, 식사 중에 일어나서 약을 드리고 다시 앉아서 숟가락을 들곤 한다. 그러니 집에서 간단하게 싸 온 점심을 게 눈 감추듯 빨리 먹어 치워야 한다. 때로는 아예 시래깃국에 밥을 말아서 국밥을 만든 후 데워 먹기도 한다. 천천히 담소를 나누며 두세 시간을 식사한다는 프랑스인들의 식사법과는 너무 거리가 멀게 느껴진다. 즐겁게 식사하기보다는 대충 끼니를 때운다는 말이 맞을 것이다. 이렇게 꼭꼭 씹지 못하고 식사를 하는 생활습관이 위장에는 매우 안 좋다. 천천히 꼭꼭 씹어서 먹기만 해도 위장이 훨씬 건강해질 것이다.

게다가 점심 식사 후에는 커피 한 잔을 곁들이기 마련이다. 카페인이 교감신경을 항진해서 오후 일과를 볼 때 졸음을 참아내게 한다. 하지만 커피를 식후에 곧바로 마시면 철분의 흡수가 방해되고 위장이 위축되어 소화력이 상당히 약화할 수 있다. 더더욱 위장이 약한 사람은 속쓰림을 유발한다. 커피는 될 수 있는 한 식후 30~40분 이후에 약하게 마실 것을 권한다.

젊은이들은 돌을 삼켜도 녹여버릴 정도로 소화력이 왕성하지만, 나이 들수록 점점 소화효소가 적게 나온다. 밀가루 음식이나 떡 종류, 육류, 기름진 음식은 아무래도 위장에 부담을 많이 준다. 나 역시도 젊은 시절에는 딱딱하고 질긴 음식을 즐겨 씹어 먹었지만 나이 들수록 부드럽고 말랑말랑한 음식이 편하다.

젊은 사람들도 밀가루 음식이나 육식을 즐기고, 맵고 짠 맛의 자극적인 음식을 자주 먹다 보니 위장에 탈이 나기 쉽다. 몸에 좋은 집밥은 멀리하고 패스트푸드와 각종 자극적인 소스 맛에 익숙해질수록 위장은 혹사당할 수밖에 없다. 게다가 지나친 음주도 위장에 나쁜 영향을 끼친다. 간혹 젊은 연예인들이 위암으로 사망했다는 기사를 접한다. 위장에 해로운 여러 가지 조건들이 겹치다 보면 젊은 나이에 세상을 떠날 수도 있다. 아무리 좋은 약과 건강식품을 챙겨 먹어도 좋은 식습관이 뒷받침되지 않으면 효과를 발휘하지 못한다. 속이 편안한 집밥을 꼭꼭 씹어 먹는 것이 위장병에서 탈출하는 가장 좋은 방법임을 잊지 말자.

먹은 음식이 위장으로 넘어가면 본격적으로 소화 활동이 시작된다. 위장은 음식을 분해하고 녹이는 용광로와 같다. 제아무리 질긴 고기도 pH1~2의 강한 산성을 가진 위장에서 분해되어 포도당, 지방산, 아미노산으로 나누어진다. 사람은 음식을 먹고 에너지를 만들어야 살 수 있으므로 먹은 음식을 소화하는 일은 생명과 직결된다. 하지만 아무리 비싸고 맛있는 음식이 있어도 위장에서 소화시킬 수 없으면 먹을

수가 없다.

나에게 연락해서 상담을 요청하거나 직접 약국에 찾아오는 분들 중 상당수가 위장 상태가 매우 안 좋다. 좋은 영양소가 많지만 정작 위장이 안 좋으면 효과를 발휘하지 못한다. 한방에서는 비위의 기능을 토(土)라고 한다. 토양이 좋아야 식물을 심어도 잘 자라듯이 위장이 건강해서 소화 흡수를 잘 시켜야 온몸에 영양소를 골고루 보낼 수 있다. 우리 몸에서 한 곳이라도 소중하지 않은 곳이 없지만 특히 위장이 우리 몸의 바탕이 되는 것은 동서고금을 막론하고 이견이 없다. 속이 편해야 살맛이 난다.

26

잘 체하는 사람이 멀리해야 할 것들

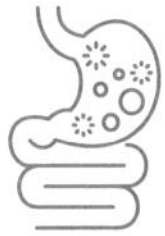

식욕이 왕성하고 아무거나 먹어도 소화가 잘되는 사람은 음식을 보면 마냥 반갑다. 그러나 위장이 안 좋은 사람은 맛있는 음식을 앞에 두고도 걱정이 앞선다. 선천적으로 위장이 약한 소음인, 식사를 불규칙적으로 하거나 야식을 즐기는 사람, 폭식 혹은 음주를 자주 하는 사람들은 위장이 나빠질 수밖에 없다.

위장이 약한 사람은 남들이 다 즐기는 것을 조금만 먹어도 곧바로 체해서 매우 고생한다. 속이 그득하고 트림이 나기도 하고 답답하다. 소화만 안 되는 것이 아니라 기운도 없어지고 머리까지도 아프다. 체한다는 것은 기(氣)가 정체(停滯)된 것이다. 상하 소통이 안 되어서 가운데는 막히고 머리는 어지럽거나 두통이 오고, 심하면 머리 쪽으로 열이 나기도 한다. 동시에 말초 쪽으로는 혈액순환이 안 되니 손발이 차가

워진다.

위장이 안 좋은 사람들이 반드시 지키고 멀리해야 할 것들이 있다.

❶ 규칙적인 식사 습관이 중요하다. 그리고 침이 골고루 섞이도록 음식을 천천히 씹어서 넘길 것을 권한다. 직업상 규칙적으로 식사를 못 하거나 잘 씹지 않은 채 음식을 빨리 넘기다 보면 아무래도 위장에 탈이 날 수밖에 없다.

❷ 가루음식은 피하는 것이 좋다. 떡이나 빵처럼 가루를 빻아서 만든 음식은 매우 작은 입자들이 뭉쳐진 원료로 만들기 때문에 위장이 안 좋은 사람이 먹으면 신트림이 나거나 소화시키기가 힘들다. 팥도 소화가 잘 안되는 음식이어서 팥죽을 먹고 고생했다는 사람이 많다. 팥죽에 들어있는 새알심이나 수분이 적은 밤고구마도 소화가 쉽지 않은 음식이다.

❸ 차가운 음식은 아무래도 위장에 해롭다. 차가운 냉면이나 아이스크림 등은 위장에 좋은 음식은 아니다. 많은 사람이 더운 여름이 아니더라도 얼죽아(얼어 죽어도 아이스커피)를 달고 산다. 물론 젊음의 열기로 속이 바짝바짝 타들어 가서 겨울에도 시원한 커피를 목으로 넘겨야 하는지 모르겠지만, 위장은 차가운 음식이 들어가는 순간 위축되어 버린다. 따뜻한 음식을 먹어야 위장이 쫙 펴지면서 소화효소가 잘 나온다.

❹ 튀긴 음식이나 기름기가 많은 음식은 소화가 힘들다. 소화효소가 덜 나오는 사람들은 기름기 많은 음식 자체를 싫어한다. 체질상 담

즙이 잘 나오지 않고, 고기나 기름진 음식들이 소화에 부담을 주기 때문이다. 그 밖에도 식품첨가물이 많이 들어간 패스트푸드도 위장에 매우 해롭다.

대학교 다닐 적에 학교 앞 포장마차에서 튀김을 사 먹고 영 소화가 안 되어 무척 고생한 기억이 있다. 그 이후로는 튀긴 음식은 될 수 있는 한 자제하는 편이다. 담즙 분비가 잘 안되는 체질이기 때문이다.

20대 후반에서 30대 초반에는 체기를 내리려고 손가락 끝을 실로 묶은 뒤 바늘로 따서 검은 피를 빼낸 적도 많다. 하도 잘 체하고 소화가 안 되어 천장을 보고 드러누워서 복부를 마사지하기도 했다. 체할 당시에는 위장이 빳빳해지고 누르면 매우 아프기도 하다. 위장이 정체되어서 먹은 음식이 안 내려가니 위를 주물러서라도 내려가게 하려고 애를 쓴 것이다. 누가 가르쳐 준 적이 없건만 지압점을 찾아내어 어디를 누르면 체기가 내려가는지 터득하게 되었다. 손가락과 위장의 경락이 연결된다는 것을 알게 되어 요즘에는 엄지와 검지손가락을 약간 비비기만 해도 트림이 난다. 내가 체해서 고생한 적이 많아서인지 체한 사람들을 보면 안타까운 생각이 든다. 그래서 등쪽을 지압해주면 체기가 사라진다. 위장의 신경과 혈관은 척추관 옆으로 지나가기 때문이다. 지압은 힘으로 누르는 게 아니라 일종의 기(氣)를 가지고 하는 것이다. 나의 기가 아픈 사람보다 더 강해야 지압을 통해 소통시킬 수 있다.

오래전에 있었던 일이다. 저녁에 약국 근무를 마치고 문을 닫으려고 하는 찰나였다. 동네 아주머니께서 황급히 오시더니 너무 체해서 죽을 것 같다고 하셨다. 소화제를 드렸는데 아무래도 정도가 심한 것 같아서 등을 꾹꾹 누르며 지압을 해주었다. 아주머니는 꺽꺽 소리를 내면서 트림을 연신 하더니 이제야 살겠다고 하셨다. 죽어가는 사람 살렸다며 정말 고맙다고 하시는데, 아마도 막힌 체기가 뻥 뚫린 것 같았다. 다급한 상황이 아니면 웬만해서는 약국 손님에게 지압을 해주지 않는다. 아주 사적인 자리에서 가까운 사람이 체기가 있을 때 지압을 해주어 풀어주곤 한다. 요즘에는 성능이 좋은 마사지 기구가 나오고 있어서 지압을 해줄 일도 별로 없기는 하다.

20대 후반에서 30대 초반 때와는 달리 지금은 다행히 음식을 먹은 후 잘 체하지 않고 소화가 잘된다. 체중이 적당히 불었고 무엇보다 스트레스를 많이 받지 않는다. 피부도 20~30대 시절보다 지금이 더 좋은 것 같다. 돌아보면 그 당시는 한창 젊은 나이에 몸이 바싹 말랐고 혈부족증이 심했다. 그래서 늘 소화가 안 되어 체기가 있고 피는 부족해서 머리가 어지럽곤 했다. 게다가 너무 예민해서 교감신경 항진 상태였고 위장이 건강하지 못했던 것 같다. 그렇게 몸이 부실했는데도 좋은 영양제 하나 챙겨 먹을 줄도 몰랐다.

그 당시 증상들을 떠올려보면 모두 연관성이 있다. 장이 나쁘니 식사 직후 화장실을 들락거렸고, 먹은 음식으로 혈액을 잘 못 만드니 빈혈이 생겼고, 생리량이 많아서 보유 철분보다 빠져나가는 혈액이 더 많았다. 그러니 추위를 잘 탔고, 위장으로 혈액이 충분히 못 가니 잘 체했다. 지금은 스트레스도 거의 안 받고, 규칙적으로 한식 위주로 식사하고, 소화가 안 되는 음식은 일절 먹지 않는다. 야식도 거의 안 하고, 찬 음식은 피하고 따뜻한 국이나 차를 마신다. 소화를 잘 시키고 잠도 잘 자니 혈액도 충분하다.

이후 영양소에 관한 공부를 하면서 몇 가지 건강에 좋은 식품을 챙겨 먹기 시작했다. 그러다 보니 빈혈도 해결되었고, 장 기능도 좋아져서 매일 배변이 순조롭고, 여러 가지 일들을 수행하고 있지만 그다지 피곤함을 느끼지 않는다. 약사라고 해서 다 건강하지는 않다. 학교에서 배운 지식은 단지 약물에 대한 작용 원리일 뿐이다. 약학과를 졸업한 후에도 꾸준히 임상 공부를 하여 진정으로 환자의 건강 상태를 볼 줄 알게 되었다. 비정상적인 건강 상태를 교정하는 원리를 잘 알아야 그 사람에게 적합한 영양소를 투여할 수 있다. 인생 후반기에 접어들면서 환자를 파악하는 눈은 더욱 밝아지고, 근본적으로 건강을 되찾는 공부를 하다 보니 점점 그 지식과 삶의 지혜가 쌓이는 것 같다.

27

소화효소 분비에 적합한 위장의 구조

위는 기저부(Fundus), 체부(Body), 유문부(Pylorus)로 구성되어 있다. 위산 분비는 벽세포(Parietal cell)에서 하는데, 벽세포는 위 기저부(바닥샘)를 구성하는 여러 세포 중 하나로 기저부는 위쪽에 있지만 이렇게 부른다. 위장에 음식이 들어가면 기저부에서 분비되는 위산과 음식이 섞이고 몸통 부위(체부)의 연동운동을 통해 잘게 부서지면서 소화가 된다.

위벽세포를 살펴보자. 위산의 성분은 염산(HCl)이다. 만약 pH1~2의 강한 염산이 위장 내에서 항상 분비된다면 위장 내벽 자체가 남아나지 않을 것이다. 하수구가 막혔을 때 염산을 부어서 뚫지 않는가? 그만큼 염산은 독극물에 해당하는 강한 산성을 띠고 있다. 그런데

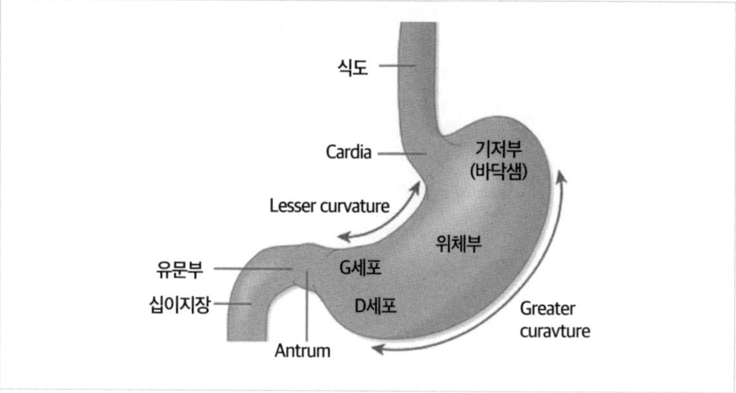

위의 구조

신기하게도 염산을 구성하는 수소이온(H+)과 염소이온(Cl-)이 분비되는 곳이 다르다. 음식이 들어오면 각각 다른 분비샘을 통해 나오고 위강 내에서 만나 염산이 만들어진다. 인체의 작동 원리는 정말 감탄할 만하다.

수소이온을 위벽세포에서 위강 내로 퍼내려면 많은 에너지가 필요하다. 이것을 퍼내는 펌프를 양성자 펌프(프로톤 펌프)라고 부른다. 우리가 먹은 음식으로 에너지를 만들어 이 펌프를 가동하는 데 상당량 사용된다. 너무 체력이 고갈되거나 피곤해지면 입맛이 없어지는 이유는 음식을 먹고 소화하는 데에도 에너지가 많이 필요하기 때문이다. 수술 후 회복을 할 때 죽을 먹는 까닭도 음식물을 소화시킬 기운이 없어서이다. 에너지가 어느 정도 있어야 입맛도 생기고 소화도 가능하다.

벽세포가 활성화되면 벽세포의 세포막 속에 숨어 있던 수소/칼륨 ATP 가수분해효소(H+/K+ ATPase)가 활성화되어 수소이온을 위 내강 쪽으로 분비하고, 칼륨이온(K+)은 세포질로 유입시킨다. 에너지가 낮은 데서 높은 데로 퍼 올리므로 ATP가 필요하여 프로톤 펌프가 가동한다. 이렇게 프로톤 펌프를 가동하기 위해서는 철분이 꼭 필요하다. 그래서 너무 혈액이 부족한 사람은 소화액 분비도 원활하지 않고 식욕이나 소화력이 떨어지게 마련이다.

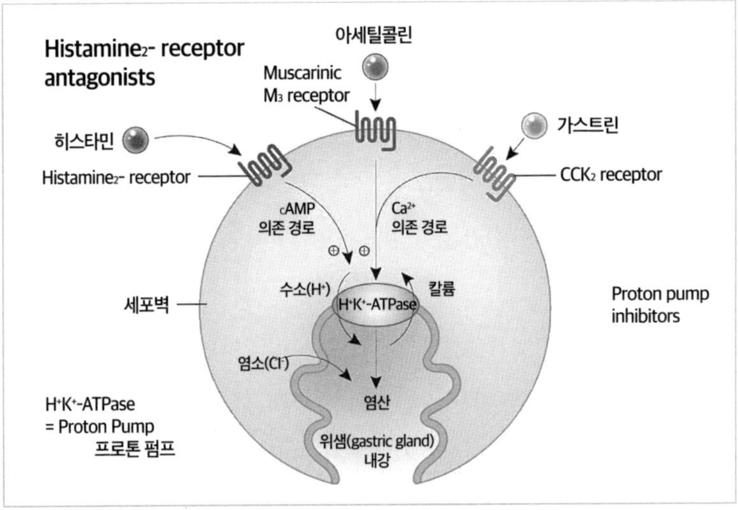

프로톤 펌프 억제제의 기전(출처: Ref. Ann Fam Med. 2011 May;9(3): 200-202)

우리 몸에 또 중요한 펌프가 있는데, 바로 나트륨/칼륨(Na+/K+) 펌프다. 이 펌프는 신경이 전달될 때 가동되는 펌프로서, 나트륨이 신경세포 내로 유입되었다가 다시 나오는 것이 반복되면서 전위차가 발생하므로 신경이 전달된다. 이 나트륨/칼륨 펌프를 가동하는 데 우리 몸에서 만든 에너지의 20~30%가 사용된다. 위장 내에서는 프로톤 펌프가 작동되고, 신경세포에서는 나트륨/칼륨 펌프가 작동되어 우리가 살아간다고 볼 수도 있다. 이렇게 우리 몸이 제대로 작동되려면 소금을 비롯한 미네랄의 도움이 절대적으로 필요하다.

28

신통방통 위산 분비샘

위점막 상피에는 소화효소를 분비하는 세포가 있다. 소화액들은 위장 점막의 가운데에 골이 파인 곳에서 분비되니 소화액 분비샘이라고 표현하는 게 맞을 것이다. 위장 점막은 촉촉하고 도톰하게 만들어져서 충분한 소화액을 함유하고 있다. 소화효소를 분비하는 샘의 종류는 몇 가지가 있고 그 기능이 다르다.

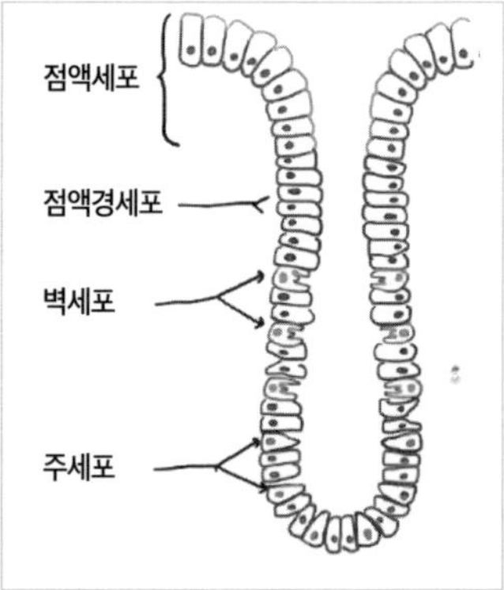

위 분비샘 구조

1. 점액세포(Mucous cell)

점액세포에서는 알칼리성 점액을 분비한다. 위장 분비샘의 가장 위쪽에 분포하고 소화액에 의해 위점막이 상처받지 않도록 보호해주는 역할을 한다.

2. 점액경세포(Mucous neck cell)

이 세포에서는 산성 점액을 분비한다. 점액세포 바로 아래쪽에 존재한다. 이같이 위장의 분비샘 윗부분에서는 산성과 알칼리성 점액이 분비되어 위장 상피를 보호해준다.

3. 벽세포(Parietal cell)

벽세포에서는 염산(HCl)과 내인성 인자를 분비한다. 위장 점막에 분비샘이 있는 곳으로부터 벽처럼 솟아 있어서 벽세포라고 부른다. 산에 골짜기와 구릉이 있듯 높은 곳에 벽세포가 분포해 있다. 염산은 가장 중요한 소화액이고, 내인성 인자는 비타민B12를 흡수하기 위해 필수적인 성분이다.

4. 주세포(Chief cell)

주세포에서는 펩시노겐(Pepsinogen)과 가스트릭 리파제(Gastric lipase)를 분비한다. 단백질과 지방을 소화하는 효소를 분비하기 때문에 주(主)세포라고 부른다. 단백질과 지방은 소화하기가 가장 어려우므로 대장(大長)세포라고 부르기도 한다.

5. G세포

G세포에서는 가스트린(Gastrin)을 분비한다. 가스트린은 위산 분비를 촉진한다.

6. D세포

D세포에서는 소마토스타틴이 분비되는데, G세포와 장크롬친화성유사세포인 ECL세포[1]에서 과량의 소화액이 분비되지 못하도록 억제하는 작용이 있다. 즉 소화효소가 적당히 분비되도록 조율하는 역할을 하는 세포라고 할 수 있다.

이렇게 다양한 소화효소들이 각자 자기 위치에서 오케스트라가 협연하듯 분비된다. 모두 잘 연주해도 악기 하나가 삑 소리를 내면 연주를 망치듯 위 분비샘도 어느 한 군데 소중하지 않은 것이 없다. 모두 제 기능을 발휘해야 맛있게 먹은 음식이 잘 소화될 것이다.

벽세포에는 아세틸콜린 수용체, 히스타민 수용체, 가스트린 수용체, 프로스타글란딘 수용체가 있다. 프로스타글란딘은 위산 분비가 너무 과잉되지 않게끔 조절하는 기능이 있다. 소염진통제(NSAID)를 투여하면 염증성 프로스타글란딘의 생성을 막기 때문에 위산 분비가 억

---

1 H^+/K^+ATP 가수분해효소는 가스트린에 의해 간접적으로 활성화되는데, 가스트린은 장크롬친화성유사세포(ECL 세포)가 히스타민을 방출하게 만든다. 히스타민은 벽세포의 H2수용체에 결합하여 cAMP의존성 경로를 활성화시킨다.

제되지 않으므로 너무 많은 위산 분비로 위염을 일으키기 쉽다. 그래서 소염진통제를 장기 투여할 때는 위산 분비를 억제하는 프로톤 펌프 억제제(PPI)를 같이 처방한다.

과량의 위산 분비를 억제하는 약물에는 가스트린 분비 억제제, 항콜린제, H2 차단제, PPI(프로톤 펌프 억제제) 등이 있다. 임상에 활용하는 약물로는 PPI가 주로 처방되지만, 최근에는 P-CAP(칼륨 경쟁적 위산 분비억제제) 제제도 역류성 식도염약으로 많이 처방되고 있다. H2 차단제는 벽세포의 히스타민 수용체를 차단해서 위산 분비를 간접적으로 억제하는 기전이 있지만, 요즘에 라니티딘 제제는 퇴출되었고, 시메티딘이나 파모티딘 제제가 처방되고 있다. 시메티딘을 장기 복용하면 남성의 여성형 유방을 유발하기도 한다.

PPI는 프로톤 펌프를 완전히 무력화시켜 위산 분비 자체를 억제하는 기전이 있으므로 장기적으로 PPI, P-CAP를 처방받아서 복용하면 위축성 위염, 장상피화생 등 심각한 위장병을 유발할 수 있으니 가능하면 단기적으로 복용하는 것이 좋다. 하지만 의사들은 이러한 주의사항과 무관하게 장기적으로 처방하고 있고, 환자들은 영문도 모른 채 계속 복용하면 좋은 줄 알고 먹는 경우가 너무나 많다. 하지만 위산이 분비되는 펌프를 아예 잠가버린다면 생오징어같이 촉촉하고 탱탱하던 위 분비샘이 말린 오징어처럼 쭈그러들고 딱딱해져서 위산 자체가 아예 분비되지 않을 수도 있다.

29

장기적인 프로톤 펌프 억제제(PPI) 복용의 문제점

현대인들의 생활은 편리해졌지만 더 많은 스트레스에 노출되고, 기름진 음식, 식품첨가물, 야식 문화로 인해 위장은 혹사당하고 있다. 급성 및 만성 위염 시장을 선점하기 위해 제약사들의 저용량 PPI(프로톤 펌프 억제제) 출시 경쟁이 거세지고 있다. 10mg 저용량 PPI가 허가되었기 때문에 더욱더 많이 처방될 것으로 예상된다. PPI는 위궤양, 십이지장 궤양 처방으로 나오기도 하지만, 역류성 식도염으로 인한 가슴앓이에 많이 처방되고, 기침이 잘 낫지 않을 때 이비인후과에서도 역류성 식도염을 원인으로 지목해서 처방되고 있다. 헬리코박터 파일로리 제균 치료에도 NSAID(소염진통제)와 병용 투여된다.

그러나 장기적인 PPI 복용은 비타민B12 등의 영양소 결핍을 가져올 수 있다. 왜냐하면 벽세포에서는 위산 분비와 더불어 내인성 인자가 나와 소장의 끝단인 회장으로 들어가서 장내 미생물들이 비타민B12를 합성하기 때문이다. 비타민B12가 결핍되면 신경섬유 구성에 이상이 생기고, 거대적 아구성 빈혈증이 유발될 문제가 있다. PPI 복용으로 인한 영양소 결핍은 골절, 폐렴에 걸릴 확률도 높인다. 그리고 위 기능이 떨어져서 만성 소화불량증, 빈혈증도 유발할 수 있으므로 현재 장기적으로 처방받고 있는 위장약의 기전이나 작용을 잘 파악해 볼 필요가 있다.

사실 PPI는 2~3주 이상 장기 처방하면 안 되는 약물이다. PPI를 2주 이상 처방할 경우 장내 세균총의 불균형을 초래하여 속쓰림이 아닌 또 다른 위장관 질환을 유발할 수 있다. PPI를 오래 복용하면 장염이 생기기 쉬운데, 그 이유는 클로스트리디움 디피셜 감염(CDI, Clostridium Difficile Infection) 때문이다. 상부 위장관의 위산 억제가 하부 위장관의 미생물 군집에 영향을 미치게 되어 상재균이 감소하고, 미생물의 다양성이 감소하며, 분변에서 구강 상재균이 증가한다. 클로스트리디움 디피셜균(CD)은 직장에 상재하는 균인데, PPI를 투여해서 위산에 의해 소독되지 않은 음식물이 대장으로 내려가면 CD균에 의한 감염이 늘어나게 된다.

pH1~2의 강한 산성을 띠는 위산의 역할 중 살균 작용이 있는데, PPI를 계속 복용하니 위 산도가 올라가서 알칼리성 쪽으로 가게 되므로 살균 효과가 떨어진다. CD균은 특히 노인에게 설사를 일으키는 주요 균이기도 하다. CD균 감염은 항생제 또는 PPI에 의해서도 생길 수 있다. 항생제는 유해균과 유익균을 동시에 사멸하기 때문에 CD균 감염이 생긴다고 전반부에서 설명한 바 있다. 클로스트리디움 장염이나 소장 내 세균과다(SIBO)증으로 고생하는 분들도 위장약을 너무 장기적으로 복용해서 그러한 질병이 생기지 않았는지 따져봐야 한다. 나는 심평원에서 장기적인 PPI 처방을 제재할 필요가 있다고 생각한다.

얼마 전에 한 약사님이 전화로 문의를 해왔다. 처방전에 PPI가 나와서 환자가 복용 중인데 다른 의원 의사분이 P-CAP 제제를 또 처방했다는 것이다. 한 사람이 두 가지 약물을 동시에 먹어도 되냐고 나에게 물었다. 분명 PPI 처방약을 먹는 줄 알면서도(문의했다고 함) 또 P-CAP 제제를 처방했다는데, 의사들의 소견이니 두 가지 약물을 다 먹으라고 말하는 게 옳을까? 나는 아니라고 본다. 두 가지 처방약 중 한 가지만 먹으라고 하는 게 맞고, 또 장기 복용할 때 나타날 수 있는 위험성도 환자에게 알려주는 게 옳다고 생각한다. 이중(二重)으로 위산 분비를 강력하게 차단하는 약을 먹다가 위장의 분비샘 기능이 완전히 망가질 수도 있기 때문이다.

PPI는 위궤양, 위 식도 역류 질환 치료에 필수 약물이다. 위궤양을 치료하기 위해서는 위장 내 pH를 3 이상으로 유지해야 하고, 역류성 식도염 치료에는 위장 내 pH를 4 이상으로 더욱 올려야 한다. 헬리코박터 파일로리(H. pylori) 제균 치료에는 pH를 5 이상으로 더욱 높여야 하고, 출혈성 궤양에는 위 내 pH를 더 높여야 한다. 이렇게 위장병을 치료하기 위해서 PPI로 위의 산도를 높여버리면 pH1~2 정도의 강한 산성인 위산 고유의 산도 유지가 안 되므로 음식물과 함께 들어온 세균들이 살균이 잘 안될뿐더러 여러 가지 문제를 일으킬 수도 있다.

위산은 너무나 소중하므로 PPI 제제같이 강력한 위산분비억제제는 급한 불을 끌 때만 복용해야 한다. 위산을 만들어서 배출시키는 프로톤 펌프를 아예 잠가버린다면 벽세포는 수소이온으로 가득 차게 될 것이고, 나중에는 자살 폭탄테러를 당한 것처럼 그 기능이 망가질 것이다. 인위적인 방법으로 자연스러운 위산 분비 자체를 막아버리는 방법은 정말 필요할 때만 하면 좋겠다. 하지만 성격 급한 한국인들은 음식도 맵고 짠 자극적인 맛을 좋아하고, 약 처방도 서서히 낫기보다는 단시간 내에 해결되기를 원하는 사람이 많다. 그래서 단시간 내에 위산 분비를 억제하는 PPI, P-CAP 제제를 많이 처방하는지도 모르겠다.

환자들이 가져오는 처방전을 살펴보면 과연 심사숙고해서 처방한 것인지 의심이 들 때가 많다. 환자들은 넘쳐나고 대학병원조차도 3분 안에 진료하고 급하게 처방하다 보니 기존 처방전 그대로 복사한 처방이 많은 게 사실이다. 나는 장기적인 PPI 약들은 환자분에게 따로 드리기도 한다. 심하게 속이 쓰린 게 아니라면 쉬었다가 드시는 것을 고려하고, 의사분께 계속 먹어도 문제없는지 문의하라고 조언하기도 한다.

소중한 나의 건강은 의사가 책임지지 않는다. 내 건강은 내가 지켜야 한다.

위장병은 결코 호락호락한 병이 아니다. 왜냐하면 위에 상처가 나도 음식을 안 먹을 수가 없기 때문이다. 위장병은 단지 약만 잘 챙겨 먹는다고 낫는 것이 아니라 규칙적인 시간에 식사하고, 과식 안 하고, 야식을 끊고, 밀가루 음식, 기름기 음식, 찬 음식을 자제하는 등 식습관 교정이 병행되어야 점차 좋아지는 일종의 생활습관병이다.

위염, 위궤양, 역류성 식도염 등의 이유로 한두 달도 아니고 몇 년이나 지속적으로 PPI, P-CAP 제제를 복용하고 있다면 당연히 위축성 위염, 장상피화생이 따라오고, 소화불량, 빈혈증, 현기증 등이 줄줄이 나타나게 된다. 결국 치료약이 또 다른 질병을 만들어내고 있다. 단지 위장약만 국한된 것이 아니다. 처음에 한두 가지 약물을 복용하다가 그 약의 부작용을 해소하기 위해 또 다른 약이 처방되고 있다. 이런 현상이 몇 번 반복되면 어느새 약이 한 움큼이나 된다. 어쩌면 모든 약을 끊고 차라리 음식으로 조절하는 게 나을지도 모르겠다. 하지만 고혈압, 고지혈증, 당뇨병 등 만성질환이 있으면 약 없이 지내기는 어렵다. 나이 들어감에 따라 약을 매 끼니 먹는 식사처럼 당연히 챙겨 먹어야 하는 인생의 동반자로 여기게 됐으니 말이다.

30

과산증보다 저산증이 문제다

위산 과다 증상과 위산 저하 증상 모두 속이 쓰리다고 느낀다. 왜 속이 쓰린지 구분이 잘 안될 때는 어떻게 알 수 있을까? 공복에 속이 쓰리면 위산 과다이고, 식후에 소화가 안 되고 속이 더부룩하면서 속이 쓰리다면 위산 분비 저하라고 판단할 수 있다. 위산 과다인 경우는 위산이 기도로 넘어갈 수도 있어서 마른기침이 동반된다. 더 역류가 되면 위산이 코로도 넘어가서 재채기나 콧물이 나올 수도 있다. 이때 이비인후과에서 PPI 처방을 낸다. 감기 바이러스에 의한 기침이나 콧물과는 다른 원인에서 나타나는 증상이기 때문이다.

위산이 적게 나오는 노인들은 얼굴이 대개 창백하고 기운이 없다. 위산이 부족하면 단백질 소화를 잘 못하므로 먹은 음식으로 혈액을 잘 만들지 못한다. 게다가 소화도 잘 안되고 입맛도 없어지는데 처방약을 안 먹으면 또 속이 쓰리니 계속 PPI 제제를 먹게 된다. 그로 인해 혈 부족과 저산증의 악순환이 반복되는 것이다. 하지만 속이 쓰리다는 증상만 가지고 과산증으로 판단하여 계속 강한 위산분비억제제 처방이 나오는 경우가 허다하다.

너무나 위 내벽이 얇아진 위축성 위염 환자는 어떤 음식을 먹더라도 음식이 위장 내벽을 자극하므로 속이 아프다고 느낀다. 그렇다고 계속 위산 분비가 안 되게 하는 PPI 처방이 최선이 아니라는 점을 이제 여러분도 알았을 것이다. 물론 위점막을 복구해주는 약들도 많이 처방되고 있다. 알긴산 등 빨아먹는 겔 타입의 위장약들도 위점막을 감싸주므로 복구하는 데 도움을 준다.

위산 저하의 원인을 살펴보자.

❶ 나이: 나이가 많으면 자연스레 소화효소 분비가 줄어들기 마련이다.

❷ 스트레스: 스트레스는 교감신경을 항진시키고 부교감신경을 억제하므로 위산 분비가 줄어들 수밖에 없다. 스트레스를 받으면 위축성 위염이 되는 이유가 위점막 상피에 혈류를 공급받지 못하기 때문이다. 스트레스를 극복하기 위해서 뇌, 심장으로 혈액을 보내려면 혈류를 위점막으로 유입시키는 모세혈관 괄약근(Capillary sphincter)을 닫게 된다. 혈관에도 괄약근이 있다. 스트레스를 많이 받게 되면 모세혈관 괄약근이 닫혀서 모세혈관 구석구석으로 가야

할 혈액 공급이 차단된다. 자꾸 이런 현상이 반복되다 보면 위장 모세혈관으로 가는 혈액 공급이 잘 안되어 저산소증에 빠지게 되고 결국 위장 분비샘의 기능을 잃게 되는 것이다. 만약 스트레스가 너무 심한 사람이라면 고산지대 바위 위에서 자생하는 홍경천 추출물이 스트레스 완화에 도움을 줄 것이다.

③ 위축성 위염

④ PPI 제제를 너무 장기 복용했기 때문이다.

위산 과다라면 제산제나 PPI 처방을 받아서 복용하고, 저산증이라면 오히려 소화효소제 쪽으로 복용하는 것이 나을 것이다. 무엇보다 과식, 야식을 금하고, 밀가루 음식 등 소화하기 어려운 음식은 적게 먹는 것이 위장병 치료에 가장 중요하다. 그 밖의 위장 기능 저하의 원인으로 당뇨병성 신경증도 있다. 당뇨병이 오래되다 보면 신경도 당화되어서 그 기능을 제대로 발휘하지 못하고 위장으로 가는 신경에도 문제가 생길 수 있기 때문이다.

위산 과다로 인한 속쓰림에는 단기적으로 PPI 처방과 생활요법 교정으로 속쓰림을 완화할 수 있다. 이와 함께 콜라겐이나 아미노산 제제를 같이 먹어준다면 위점막 재생의 원료가 되므로 효과가 있다. 콜라겐을 구성하는 글리신, 프롤린 등의 아미노산은 위산 분비를 조절하는 데 도움을 준다. 피부에 화상을 입었거나 상처가 잘 낫지 않을 때 콜라겐을 먹어주면 빨리 회복되듯이 위 내벽 복구도 마찬가지 원리로 생각하면 된다.

위장 내벽 복구의 원료가 되는 단백질 종류를 먹으려고 해도 노인들은 치아가 부실해서 잘 씹어 먹을 수 없을 뿐만 아니라 겨우 씹어 넘겨도 소화액이 적게 분비되어 대체로 소화를 시킬 수 없다. 이럴 때는 부드러운 달걀 반숙이나 흰살생선을 먹어주는 것도 좋은 방법이다. 이와 함께 이미 단백질을 잘게 자른 펩타이드 형태로 만든 아미노산 제제가 도움이 될 수 있다. 요즘에는 실크 펩타이드와 사슴 태반을 가수분해시킨 펩타이드 제제를 액상으로 만든 제품이 출시되고 있다. 이런 액상형 제제를 물에 희석해서 야금야금 먹어준다면 점차 기운이 나고 위장 내벽도 복구된다.

상처 나고 얇아진 위 내벽을 감싸고 회복하려면 인내가 필요하다. 위장병 회복의 원리를 이해하고, 시간이 오래 걸리더라도 꾸준히 노력하는 것이 그 해답이다.

31

역류성 식도염이 생기는 이유

속쓰림의 원인이 위산 과다인 경우도 있고, 저산증 때문인 경우도 있다고 앞에서 언급했다. 위산은 매 끼니에 500~700ml 정도 분비된다. 이 양보다 많이 분비되면 위산 과다라고 할 수 있다. 대개 역류성 식도염이 생기면 위산 과다로 추측하는 경향이 있는데, 잘 생각해보면 역류성 식도염은 위산 과다가 아니라 식도 괄약근이 약해져서 생기는 것이다. 불규칙한 식사, 인스턴트식품, 맵고 짠 음식, 특히 야식한 후 덜 소화된 상태에서 잠을 자는 습관이 치명적이다.

소화가 잘 안되는 음식을 먹으면 위산이 더 많이 나온다. 고기나 밀가루 음식, 팥죽 등을 먹으면 흔히 생목이 오른다고 표현하는데 이때 위산이 약간 역류하는 것을 경험한다. 특히 밤늦도록 회식이 있어서 많이 먹고 잠을 자게 되면 이런 느낌이 더 심하다. 이것은 위산의 과다 분비보다는 소화가 잘 안되어 그런 것이다. 게다가 식후에 곧바로 누우면 식도를 더 자극할 수 있다. 소화액이 식도 쪽으로 유입되기 때문이다.

역류성 식도염을 위산 과다증으로 보고 PPI를 처방하는 경우가 많다. 사실 PPI를 오래 먹는다고 해도 위장관 점막이 재생되지 않는다면 PPI는 아무런 소용이 없다. 특히 60대 이상인 분들의 속쓰림을 위산 과다로 보고 PPI를 장기 처방하는 것은 문제가 있어 보인다. 나이가 들수록 위산이 과다하게 나오기보다 위산이 덜 나올 확률이 높다. 한창때에는 어느 정도 과식하더라도 거뜬하게 소화하지만 나이가 들면 소화효소뿐만 아니라 다른 효소들의 분비 기능도 약 40% 이상 떨어지기 마련이다.

식도염은 식도 괄약근이 느슨해져서 발생한다. 전문약 복용도 식도 괄약근을 느슨하게 만들 수 있는데, 칼슘 분비를 억제하는 고혈압약인 칼슘채널블록커(CCB)[1]와 고지혈증약인 스타틴[2]은 근육을 약화시키므로 위장 근육도 약하게 만들 수 있다.

1 대표적 상품명으로 노바스크(암로디핀)가 있다

2 대표적 상품명으로 리피토(아토르바스타틴)가 있다

32

위산 과다와 저산증을 구분하는 방법

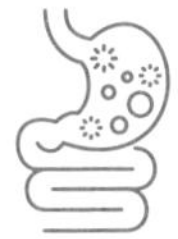

위산 저하와 위산 과다를 구분할 수 있는 다음과 같은 방법이 있기는 하다. 위산이 과다하여 위점막에 상처가 있다면 빈속에 속이 쓰릴 것이고, 위산이 잘 안 나오면 식후에 소화가 잘 안되어 속이 쓰릴 것이다. '위산 과다는 신물이 넘어오고, 저산증은 쓴 물이 넘어온다'라고 표현하기도 한다.

좀 더 정확히 위산 과다와 위산 저하를 구분하는 방법이 있다. 베이킹소다 3분의 1스푼을 150cc의 물(커피잔 반 잔 정도)에 타서 마시고 난 후에 트림이 나오는 시간을 측정해 보는 것이다. 베이킹소다($NaHCO_3$)가 위산(H^+)을 만나면 이산화탄소(CO_2)가 발생하는데, 위산이 적을수록 트림이 나오는 데 시간이 많이 소요된다. 이 원리로 측정해보는 것이다. 베이킹소다가 몸에 나쁜 물질은 아니므로 이 방법으로

테스트를 해본 후에 트림이 나오는 시간이 3분 이상 걸린다면 PPI를 투여하지 않는 것이 좋다. 이런 사람은 저산증이기 때문이다. 식염 소다가 그리 비싸지 않으니 궁금하면 한번 해볼 것을 권한다.

1. 저산증(pH4 이상)이 생기는 원인

- 헬리코박터 파일로리균에 의한 만성 위축성 위염
- 장기적인 PPI 복용
- 당뇨병성 자율신경병증
- 철분 부족, 미네랄 부족증

2. 저산증 환자에게 PPI를 처방할 경우 나타나는 현상

- 위산 분비 능력을 더 떨어뜨린다.
- 위점막을 위축시킨다.
- 헬리코박터 파일로리균의 활동성을 높인다. 헬리코박터 파일로리균은 위산을 견딜 수 있지만, 위 산도가 알칼리성 상태에서 활동성이 더욱 활발해진다.
- 위암이 생길 확률이 높아진다.

3. 위에 급성 염증을 일으키는 요인

- 헬리코박터 파일로리균
- 술, 담배
- 소염진통제(NSAID)

4. 소염진통제(NSAID)가 위궤양을 일으키는 기전

- 위벽을 보호하는 프로스타글란딘의 생합성을 억제한다.
- 위벽을 보호하는 점액 생성을 억제한다.
- 위장으로 유입되는 혈류를 차단한다.

NSAID는 신장으로 유입되는 혈관을 수축시키므로 소염진통제를 복용한 후 자꾸 붓는 사람은 소염진통제를 너무 많이 복용하지 않도록 주의해야 한다.

33

세포 내 갈증을 해소하는 미네랄

위장에서 소화효소가 잘 분비되려면 무엇보다 수분과 미네랄이 충분해야 한다. 소화효소 분비에 필요한 미네랄은 다음과 같다.

1. 철분

철분이 부족하면 양성자 펌프(프로톤 펌프)가 작동할 수 없기에 위산 부족으로 인한 소화장애가 올 수 있다. 철분이 조효소로서 있어야 수소이온이 위강 내로 나와서 염산을 만든다. 식후에 식곤증이 오는 까닭은 소화액 분비에 많은 에너지가 필요하니 뇌로 가는 혈액이 모자라서 졸린 것이다. 소화액 분비가 잘 안되거나 혈액이 부족한 사람은 식곤증이 더욱 심하다. 그러므로 식후에 과격한 운동을 한다든지 두뇌를 쓰는 일은 삼가는 것이 좋다. 탄수화물, 지방, 단백질, 섬유소 등 여러 종류의 음식이 위장으로 들어오면 이것을 주물러서 잘게 부수고 프로톤 펌프를 통해 위산을 만들어서 음식물을 녹이고, 소화효소가 나와 분해하는데, 그만큼 소화에 집중해야 할 시간이기 때문이다.

알고 보면 거의 모든 효소, 호르몬 분비 과정에 철분이 조효소 역할을 한다. 철분은 혈액을 구성하여 산소를 공급하는 것이 주요 임무이지만, 그 밖에도 우리 몸 구석구석에서 일어나는 작용에 철분이 필요하다. 혈액이 생명 유지에 필수적인 이유이기도 하다. 하지만 합성 철분은 흡수력이 낮고 오히려 속쓰림과 변비를 유발하므로 위장 기능이 떨어진 사람들이 먹기 힘든 형태의 철분이다. 대신 흡수력이 좋은 액상 헴철 제제를 물에 희석하여 야금야금 먹어주면 점차 위장 기능이 살아난다.

위장 기능이 약하여 소화액 분비가 잘 안되면 먹은 음식을 잘 소화하지 못하여 빈혈이 유발된다. 하지만 혈액이 부족하면 결국 위산 분비가 또 잘 안되는 악순환이 반복된다. 약국에 있다 보면 위장 기능이 약하여 음식도 잘 못 먹고, 동시에 혈색이 안 좋은 노인들을 부지기수로 만난다. 위 기능을 살려줄 효소제와 더불어 흡수력 높은 헴철 제제는 만성적으로 위장 기능이 떨어진 분들에게 꼭 권하는 성분이다. 이것을 먹으면 어떤 보약보다 더 빨리 몸의 기능이 살아난다. 위장 기능 회복과 충분한 혈액 공급이 노년 건강의 핵심 포인트다.

2. 소금

소화액이 위장의 세포막을 통과하려면 충분한 미네랄이 필요하다. 위액은 하루에 1~3리터 정도 분비된다. 위산인 염산을 만들어내려면 수소이온은 철분을 보급해주면 충당할 수 있는데, 염소이온은 염화나트륨 즉 소금을 먹어야 한다. 위장 소화액을 만들려면 수소이온과 염소이온도 필요하지만 양적으로도 충분해야 하는데, 위액은 대부분 수분으로 이루어져 있다. 세포 속에 수분이 충분해야 그 세포가 활기가 넘친다. 수분 보유량만큼 세포가 젊다고 말해도 과언이 아니다. 하지만 나이가 들수록 점점 수분의 보유량이 줄어들고 세포는 쪼그라들면서 기능이 점점 퇴화한다. 벼농사를 잘하려면 논에 물이 그득해야 하듯이 세포 속에도 항상 수분을 통해 여러 가지 미네랄과 영양소가 공급되어야 제대로 기능할 수 있다.

그런데 물을 충분히 마시지 않는 사람도 많거니와 물을 먹더라도 세포 속으로 수분이 충분하게 유입 안 되는 사람들도 흔하다. 목이 말라서 물을 마셔도 세포 속으로 유입이 안 되고 세포 간질액(세포와 세포 사이에 존재하는 수분)에 머물다가 소변으로 배출하느라 화장실만 들락거리기 일쑤다. 이런 상태가 되면 세포 안쪽은 목이 말라서 탈수 현상이 생기고, 간질액은 수분이 넘쳐서 몸이 붓고 찌뿌둥하다고 느껴진다. 마치 부와 명예가 있어도 사랑을 나누는 관계 형성이 없다면 사람의 마음속이 늘 목마르듯이, 미네랄이 충분하지 않으면 온몸은 퉁퉁 부어있으면서도 정작 세포 속은 갈증에 시달리게 된다.

위장이 나쁘면 최대한 저염식을 해야 한다고 주장하는 사람도 있지만, 사실 나트륨이 없다면 우리 생체의 중요한 반응 자체가 일어나지 못한다. 과잉의 나트륨은 위장에 나쁘겠지만 그렇다고 지나치게 저염식을 한다면 몸의 기능이 떨어질 수밖에 없다. 내가 약국에서 상담한 60대 여성분은 방송을 보고서 극도의 저염식을 10여 년 해온 결과 몸이 매우 쇠약해졌다고 하소연했다. 그러면서 지나칠 정도로 저염식을 하라고 했던 전문가들을 원망했다. 이분은 상담받은 후 나의 조언으로 소화효소제와 헴철, 미네랄 제제를 꾸준히 복용하여 전보다 매우 건강해졌다.

짠 소금을 찍어 먹으라는 말이 아니다. 동치미나 콩나물국, 무국 등 심심하고 자극적이지 않은 국물을 꾸준히 먹어줄 필요가 있다. 그러면 저절로 삼투압 현상에 의해 세포 내로 수분이 잘 유입되고, 세포 안팎의 수분이 충분하니 세포가 쪼그라들지 않고 탱탱해지면서 제 기능을 발휘할 것이다. 위장병뿐만 아니라 수시로 미지근한 물을 자주 마시는 것은 건강에도 유익하다. 지질은 LDL, HDL 등의 지단백 형태로 이동하지만, 나머지 대부분의 영양소는 물에 녹아서 세포 안으로 이동하기 때문이다. 약을 먹을 때도 약의 성분이 물에 잘 녹아야 흡수가 잘 되므로 충분한 물과 함께 먹는 것이 좋다.

일부 학회에서는 아예 소금을 차처럼 마시라고 제품으로 나오기도 한다. 저염식을 하는 사람에게는 약간 도움이 될지 모르나 한국인의 대부분 식단을 고려해본다면 음식을 조리하는 과정에서 포함된 나트륨 섭취 외에 굳이 소금을 차(tea)처럼 타서 마실 필요는 없다는 생각이 든다. 그 대신 여러 가지 미네랄이 골고루 함유된 액상 미네랄을 물에 희석해서 먹어준다면 미네랄 성분들이 세포 안팎의 삼투압 조절과 전위차를 만들어서 세포 속으로 충분한 수분이 유입되도록 도와줄 것이다. 적당히 간을 한 국물과 골고루 함유된 미네랄 성분은 혈장액의 볼륨을 잘 유지하여 세포 안팎을 탄력성있고 생기있게 만들어주고, 세포 속 목마름도 해결해준다.

음주 후에 해장국으로 콩나물국밥을 먹는 사람들이 많다. 콩나물 속 아스파라긴산이 간 기능을 잘 해독하기도 하지만, 술을 마시면 탈수 현상이 생겨서 갈증이 심해지므로 국물 속 나트륨이 세포 속 갈증을 해소하여 먹으면 속이 시원하다고 느끼는 것이다.

어릴 적에는 뜨거운 국물을 먹는 어른들이 왜 시원하다고 표현하는지 도통 이해가 안 되었다. 그런데 이제 나이가 드니 갈증이 자꾸 생긴다. 커피 탓이기도 하다. 카페인이 탈수 현상을 유발하니까 말이다. 양인 체질로 늘 건조증에 시달리는 나는 그래서 시래기국, 시금치국, 미역국 등을 좋아한다.

3. 칼슘

위장의 벽세포에서 프로톤 펌프를 통해 위산이 분비되려면 2차 전령사(Second messenger) 역할을 하는 칼슘이 필요하다. 모든 장기가 작동하려면 뇌의 명령을 받아야 하고, 특히 위장 소화효소가 나오려면 미주신경이 작동되어야 가능하다. 신경전달 과정에 필수적인 미네랄이 바로 칼슘이다. 칼슘은 뼈를 구성하는 중요한 요소이지만, 1% 정도의 칼슘은 우리 몸의 생리활성 작용에 사용된다. 칼슘이 충분하지 않다면 위장 내 소화효소 분비에도 어려움을 겪게 된다.

4. 아연

물과 이산화탄소가 만나서 탄산이 만들어진 후 염산이 만들어진다. 그런데 벽세포 안에서 탄산 무수화 효소(Carbonic anhydrase)가 작동하지 못하면 물과 이산화탄소가 만나서 탄산이 되지 않으므로 위산을 분비할 수 없다. 이 과정에 필요한 조효소가 아연(Zn)이다. 아연은 침을 분비할 때나 위산 분비에도 필수적인 미네랄이다. 그래서 미각에 이상이 느껴질 때 아연 부족증을 의심하기도 한다.

그러므로 위축성 위염을 회복하려면 흡수력 좋은 액상 미네랄을 복용하면 도움이 된다. 칼슘, 마그네슘과 함께 아연, 셀레늄 같은 미량원소가 포함된 미네랄이 좋다. 세포 안에는 칼륨(K^+)과 마그네슘이 많고, 혈액 속에는 칼슘(Ca^{2+})과 나트륨의 함량이 더 많다. 미네랄이 충분해야 세포 안팎의 수분 공급이 원활해진다. 채소와 과일만으로는 충분한 미네랄 섭취가 어려운 시대다. 땅의 산성화로 채소, 과일에도 미네랄이 부족하고 당도만 높은 과일이 홍수를 이룬다. 정수기는 오염 물질뿐만 아니라 몸에 유익한 미네랄까지 거르는 제품이 많다. 음주나

스트레스, 과로는 미네랄을 소모해버리고, 여성들은 50대 이후 칼슘의 흡수율이 50% 정도 떨어진다.

정제 타입의 미네랄은 위장장애가 있을 수 있으므로 위장 질환이 있다면 액상 타입이 좋을 것이다. 또한 철분과 미네랄을 동시에 먹으면 같은 미네랄 통로를 통해 흡수되므로 따로 먹는 것이 낫다. 하지만 헴철은 무기 철분과 흡수 통로가 다르므로 같이 먹어도 상관이 없다. 소화효소제와 더불어 헴철과 미네랄 제제를 액상으로 물에 희석하여 야금야금 먹어주기만 해도 점차 위장 기능이 회복되는 분들이 많다.

위장이 튼튼한 사람은 헴철과 미네랄을 한 포씩 공복에 먹어도 아무 문제가 없다. 반면에 위장이 매우 약한 사람들은 한 포를 다 먹으면 위장에 부담을 느낀다고 호소하는데, 상담하는 약사를 믿고 꾸준하게 먹으면 점차 회복된다. 처음에 못 먹을 것 같다고 포기하지 말고 자신만의 용량을 찾아가면서 원인을 해결해야 위장 질환이 회복된다. 엇나간 자식을 다시 품 안으로 돌려놓는데 많은 정성과 인고의 세월이 필요하기도 하다. 이처럼 매우 위축된 위장을 회복하는 데도 시간이 필요하다. 강한 위산분비억제제 처방을 차츰 줄여나가면서 영양소를 꾸준히 복용하며 참고 기다려야 한다. 이렇게 계속하다 보면 6개월이나 1년 정도 지나서 상태가 좋아지는 분들이 꽤 있다. 아무래도 처음에는 나아질 기미가 전혀 보이지 않고 이게 맞는지 의심이 들기도 한다. 하지만 저 앞에 목표물을 향해서 한 걸음씩 나아가다 보면 어느새 건강이라는 목표지점에 도달할 수 있을 것이다.

9장

위장병의 원인 헬리코박터 파일로리균을 잡아라!

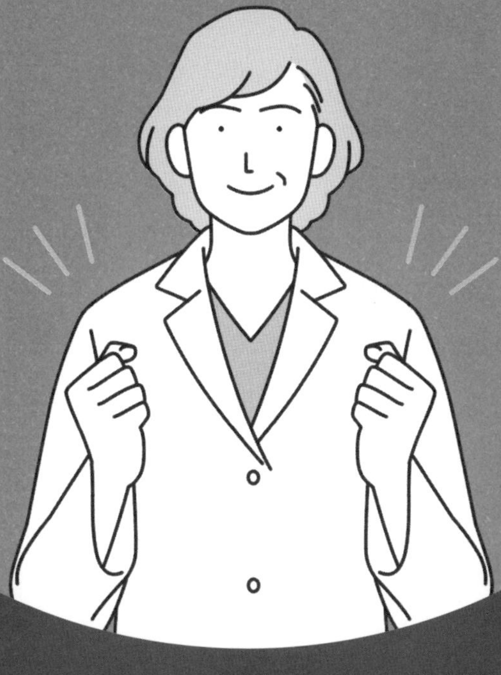

34

헬리코박터 파일로리균이 지독한 이유

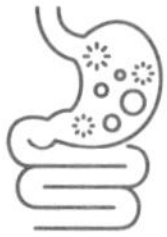

우리나라의 위암 발생률은 세계 1위라고 한다. 위암을 일으키는 가장 강력한 유발인자 중 하나가 헬리코박터 파일로리균이다. 우리나라 국민의 헬리코박터균 감염률은 대략 50% 정도로 굉장히 높다. 연령이 낮아질수록 감염률이 내려가고(약 20%), 연령이 높아질수록 감염률도 증가한다(약 70%). 70대 이후의 감염률은 70% 이상이다. 헬리코박터균의 감염은 분변을 통해 구강으로 들어오는 경로가 많은 편이다. 고령일수록 상하수도 시설이 좋지 않을 때 오염된 식수를 통해 감염되었고, 국이나 찌개를 같이 먹는 식생활 문화 때문에 감염이 더 많다고 추측할 수 있다. 젊은 층에서 감염률이 떨어지는 이유는 위생적으로 생활하고, 국이나 찌개를 같이 먹는 식습관이 점차 없어지고 있기 때문일 것이다.

헬리코박터균은 국제암연구소가 지정한 1급 발암물질이다. 이 균에 대한 감염을 결코 만만하게 보아 넘길 일은 아니다. 헬리코박터 파일로리균은 위점막에 만성 염증을 일으켜 위점막을 위축시키고, 장상피화생을 유발하고, 이형성(Dysplasia)을 만들어서 위암이 생기는 주요 인자로 지목되고 있다. 헬리코박터 파일로리균은 사람이나 동물의 위장에 사는 나사 모양의 세균이다. 헬리코(Helico)는 나선형, 박터(Bacter)는 세균, 파일로리(Pylori)는 유문이라는 뜻이다. 즉, 위 유문부에 사는 나선형 세균이라는 의미를 내포하고 있다.

이 균이 1급 발암물질인 이유는 독성이 강한 물질인 암모니아를 만들어내기 때문이다. 파일로리균을 구성하는 단백질 중 약 5%가 우레아제(Urease) 효소다. 우레아제는 요소(urea)를 암모니아로 전환하는 효소이다. 헬리코박터는 우레아제라는 효소를 분비하는데, 요소를 분해하여 암모니아와 이산화탄소를 만든다. 헬리코박터균은 산성보다 알칼리성을 좋아하므로 암모니아가 많아진다면 암모니아라는 알칼리성 방탄조끼를 입고 강한 위산에서 살아남는 셈이다. 만약 헬리코박터 파일로리균이 많아진다면 체내에 암모니아 가스가 가득 차고 이것이 신체 내 독성물질로 작용하게 된다.

참고로 요소회로(Urea cycle)를 통해서는 간에서 암모니아가 요소로 전환되고 신장을 통해 배출되는데, 헬리코박터균은 반대로 요소를 암모니아로 전환해서 독소를 만드는 균이다. 간경화 환자는 간에서 암모니아를 해독하지 못하니 뇌에 암모니아 농도가 높아져서 간성 혼수가 오는 것이다. 이렇게 헬리코박터균은 위염도 유발하지만 암모니아 독소도 늘리는 독한 녀석이라고 할 수 있다.

헬리코박터 파일로리균에 감염되면 약 10% 정도의 사람에게서 위산 분비가 과도해지고, 많아진 위산에 의해 위염, 위궤양이 생길 수 있다. 위궤양은 근육층까지 파괴된 상태다.

헬리코박터 파일로리균에 감염되면 위산 분비가 많아지는 이유를 알아보자. 위 분비샘은 여러 곳에 있다. 위장의 위쪽 부분에서는 위를 보호하는 점액이 분비되고, 위산을 중화하는 탄산나트륨도 분비된다. 벽세포에는 프로톤 펌프가 있어서 위산이 분비되고, 주세포에서는 펩시노젠을 분비하여 펩신이 나오게 되므로 단백질을 소화한다.

헬리코박터균은 주로 위의 유문부(Pylorus) 근처에 서식하는데, 유문부는 위장의 가장 아래쪽에 있다. 이곳에는 벽세포, 주세포는 없고 D세포와 G세포가 있다. D세포에서는 소마토스타틴이 나와서 과다한 위산 분비를 억제하는 기능이 있는데, 가스트린을 분비하는 G세포가 훨씬 더 많이 분포하고 있다. 그런데 헬리코박터균에 의해 D세포와 G세포 둘 다 파괴되면 상대적으로 숫자가 적은 D세포가 훨씬 더 줄어있고 G세포는 많이 남게 된다. 그러면 위산 분비를 억제할 D세포의 수가 부족하다 보니 위산 분비량이 늘어난다. 즉 위산 분비 기능의 브레이크가 고장 난 것이므로 헬리코박터균이 있으면 위염이 생길 확률이 높다.

35

정말 어려운 헬리코박터 제균 치료법

1차 제균 요법: 3제 요법

❶ PPI 표준 용량 하루 2회

❷ 아목시실린 1g(500mg 2캡슐) 3회

❸ 클래리스로마이신 500mg 2회 7~14일간 투여

아목시실린(Amoxicillin)은 세균의 세포벽 합성을 차단하는 약물이고, 클래리스로마이신(Clarithromycin)은 세균의 단백질 합성을 차단하는 약물이다. 작용 기전이 다른 두 항생제를 투여하면 더 높은 제균 효과를 볼 수 있으므로 병용 투여한다. 1차 제균 요법의 성공률은 75% 정도이고, 1차 제균 치료의 근거 수준은 1등급(Grade 1A)이다.

1차 제균 요법에 실패하면 2차 치료 요법으로 4제 요법을 시행한다.

❶ PPI 표준 용량 하루 2회

❷ 메트로니다졸 500mg 하루 3회

❸ 테트라사이클린 500mg 하루 4회

❹ 비스무스 제제 120mg 하루 4회

2차 제균 요법의 성공률은 1차 제균 요법에서 성공하지 못한 20%에 효과가 있고, 근거 수준은 1등급이다. 비스무스 제제를 먹으면 대변이 검게 나오는데 이것은 정상적인 것이므로 당황할 필요는 없다.

파일로리균 제균 치료에 PPI를 투여하는 까닭은 박테리아에 정균(停菌) 작용을 함으로써 항생제의 제균 효과를 도와주기 위함이다. 파일로리균은 산성을 싫어하고 알칼리성을 좋아한다. 위산 분비가 잘되면 파일로리균이 위산을 피해 점막 아래로 깊숙이 숨어 들어가서 항생제의 작용을 피할 수 있기 때문에 PPI를 투여하여 위 산도를 높여주는 것이다. 그래서 PPI를 투여하면 위산 분비가 잘 안되고 알칼리성으로 가기 때문에 파일로리균이 위강 내로 나오게 된다. 이때 항균 약물로 사멸시키는 방법이다. 이것은 산에서 야생 짐승을 잡으려고 덫을 놓으면 짐승들이 덫 안에 있는 먹이를 먹으려다 걸려드는 것과 비슷하다. 헬리코박터균이 안심하고 돌아다닐 만한 환경을 조성해 놓고 덮치는 방법이라고 할 수 있다.

PPI를 투여하지 않으면 항생제 2제 요법만으로는 제균 효과가 50% 미만으로 떨어진다. 제균율이 떨어지는 또 하나의 이유는 클래리스로마이신의 내성률이 증가하기 때문이다. 예를 들어 경기도 지역의 클래리스로마이신에 대한 내성률은 37.3%에 육박한다. 그러니 클래리스로마이신을 투여해도 헬리코박터균이 죽지 않는 경우가 많을 것이다. 1차 3제 요법 치료에 성공하지 못하면 2차 4제 요법 치료를 받아야 하는데, 2차 치료는 1차 치료보다 부작용이 더 심해지는 경향이 있다. 항생제 부작용은 나이가 많을수록 높아지는데 그 이유는 고령이 될수록 위와 간, 신장 기능이 떨어지기 때문이다.

사실 헬리코박터 제균 요법을 하려면 각오를 단단히 해야 한다. 간간이 이러한 처방들이 나오지만 약을 먹는 중에 너무 독해서 중단하는 사람들이 생긴다. 약을 먹다가 중단하면 균들의 내성만 높아진다. 나는 약국에 와서 이런 걱정을 하는 분들에게 간독소 해독을 도와주는 실리마린 제제나 효소제를 같이 드시라고 권한다. 그러면 간이나 쓸개, 위장의 부담을 덜어주므로 쓴 물이 덜 올라와서 끝까지 먹을 수 있다. 나도 예전에 이 처방약을 먹다가 혼이 난 적이 있다. 벼룩을 잡으려다 초가삼간을 다 태운다는 말이 있듯이 사실 헬리코박터균은 제균해도 재발하기 일쑤인데 이렇게 독한 약을 먹다 보니 솔직히 죽을 지경이라고나 할까? 그렇다고 1급 발암물질을 그대로 놔두기도 그렇고, 이 점이 위장병의 딜레마라고 할 수 있다.

36

헬리코박터 제균을 도와주는 영양소 요법

파일로리균은 위산을 좋아하지 않기 때문에 위산을 피해 점막 깊숙이 박혀서 위점막을 끊임없이 자극하여 위염을 일으킨다. pH1~2의 강한 산성에서는 헬리코박터 파일로리균이 거의 존재하지 않고, pH3~7의 알칼리성에서 주로 분포한다. 만약 위산이 분비되지 않는다면 파일로리균이 점막 깊숙이 도망갈 이유도 없을 것이다. 파일로리균이 위산 분비가 많이 되는 벽세포 쪽에 분포하지 않고 십이지장 근처의 유문부 쪽에 서식하는 이유도 강한 산(酸)을 피하기 위한 꼼수라는 생각이 든다.

PPI를 항생제와 같이 써도 1차 제균이 잘 안되는 이유는 항생제에 대한 내성이 있기 때문이다. 클래리스로마이신에 대한 내성률은

38.5%라고 한다. 1차 제균이 안 된 사람이 2차 제균도 안 될 수 있는 이유는 테트라사이클린에 대한 내성률이 34.6%이기 때문이다. 퇴치하기 정말 어려운 균이라고 할 수 있다. 헬리코박터균 2차 제균 요법의 부작용 발생률은 1차 제균 치료보다 약 30% 높은 편이다. 그만큼 더 많은 약물을 사용하기 때문이다. 인간이 항균제로 헬리코박터균을 죽이려고 애를 쓸수록 헬리코박터는 교묘히 변이를 일으켜 내성균이 되고 있다.

파일로리균의 변이를 살펴보면 다음과 같다.

❶ 23S rRNA 변이: 클래리스로마이신에 대한 내성

❷ pbp1A, pbp2, pbp3 변이: 아목시실린에 대한 내성

❸ rdxA, frxA, fdxB 변이: 메트로니다졸에 대한 내성

❹ 16S, rRNA 변이: 테트라사이클린에 대한 내성

각 항균제에 대한 내성균이 존재하는데, 변이가 일어나는 부분이 아주 다양하다는 것을 알 수 있다.

먹기에 무척 어려운 약이 헬리코박터 제균 처방약이다. 이렇게 힘들게 복용하고도 제균율이 높지 않다면 공연히 돈과 시간을 들여서 약 먹고 위장과 간, 신장에 부담만 주게 될 것이다. 하지만 적절한 천연물을 같이 투여한다면 다소 제균율을 높일 수 있으니 한번 따라서 해보기

를 권한다.

❶ 커큐민: 커큐민은 그람 양성균과 그람 음성균에 모두 효능이 있다고 알려져 있다. 커큐민과 3제 요법을 병행하면 치료 성공률이 매우 높아지는데, 커큐민을 단독으로 투여해도 6%의 제균율을 나타낸다.

❷ 프로폴리스: 제균율을 높이고, 단독으로도 11%의 제균율을 나타낸다.

❸ 프로바이오틱스: 8.4% 정도 제균율을 높이고 항생제 부작용을 줄일 수 있다.

내성률이 높은 만큼 커큐민, 프로폴리스, 유산균 등을 병용 투여하면 제균율이 높아질 수 있다. 잦은 헬리코박터균 감염에 시달리는 사람이라면 이러한 영양소를 병용 투여하는 것을 고려해 볼 수 있다. 파일로리균에 대한 제균율이 떨어지는 이유는 변이로 인해 제균이 안 되는 것 외에 파일로리균이 바이오필름을 형성하여 항생제의 접근을 막는 이유도 있다. 즉 항생제가 닿지 못하도록 장막을 치는 것이다. 이런 경우에는 바이오필름을 형성하는 섬유소(Cellulose)를 녹이는 효소인 셀룰레이즈를 투여한다면 바이오필름을 녹이고 제균율을 높이는데 도움이 된다.

인류의 역사는 바이러스나 세균과 싸우는 과정이라고 할 수 있고, 인체에 위협을 가하는 균들을 이겨야 살아남을 것이다. 코로나바이러스 사태를 생각해봐도 그렇다. 면역력이 약한 사람들은 이기지 못하고 타격을 많이 받았다.

약을 먹어도 고치기 어려운 질병이 또 한 가지 있다. 바로 무좀이다. 연고로 치료가 안 되니 약을 처방받아서 먹는다. 특히 발톱이나 손톱 무좀의 경우에는 1~2년을 훌쩍 넘겨서 약을 먹기도 한다. 또한 매니큐어처럼 생긴 물약을 바르기도 한다. 하지만 완치가 어려운 게 무좀이다. 설사 치료되었더라도 대중목욕탕 발 매트나 무좀에 걸린 사람이 신었던 슬리퍼에 의해 또 감염되기 일쑤다. 이렇게 간에 부담을 주는 무좀약을 끝까지 먹기보다 차라리 무좀이 생긴 원인을 제거하는 편이 나을 것이다. 발끝까지 혈액이 잘 가지 않아서 세포가 건강하지 못하니 발가락에 무좀이 생긴 것으로 해석하고 영양소로 다스려보자. 질 좋은 헴철로 혈액을 공급하고, 전칠삼으로 모세혈관까지 소통시키고, 간의 열을 꺼서 땀이 지나치게 배출되지 않도록 하는 것이 무좀 치료의 근본적인 대책이라는 생각이 든다.

헬리코박터균도 마찬가지다. 독한 약을 먹어서 죽이려 하지 말고 헬리코박터균이 살기 어려운 환경을 만들어주는 것이 근본 대책이 될 수 있다. 유산균 생성물질을 꾸준히 먹어준다면 신맛을 띠면서 헬리코박터균이 살기 힘든 환경을 조성하고, 천연항균물질인 박테리오신이 헬리코박터균의 활성을 떨어뜨려서 만성 염증을 줄이고 심각한 위염이나 위궤양으로 진행되는 것을 예방하는데 도움이 될 것이다.

10장

위암이 생기는 원인과 영양소 요법

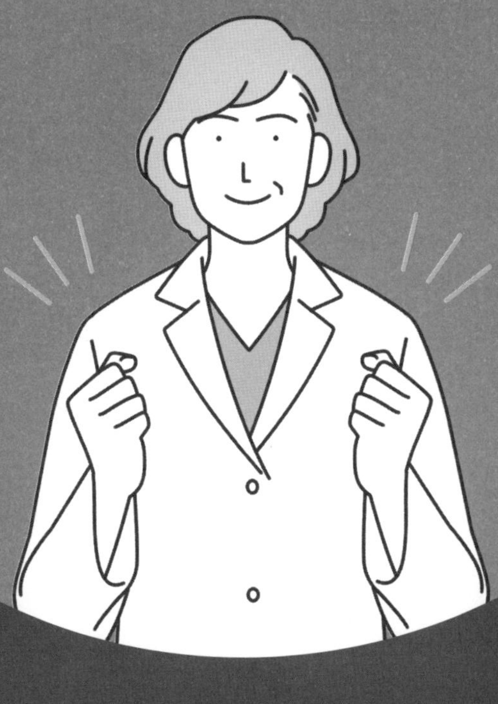

37

위축성 위염과 장상피화생

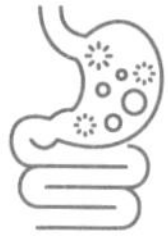

위축성 위염(Atropic gastritis) 환자는 '소화액을 분비하는 곳이 위축되었다', '위점막이 얇아졌다', '점막이 깎여 나갔다'는 말을 한 번쯤 들어봤을 것이다. 이런 상태에서는 알칼리성 점액, 산성 점액, 위산과 내인성 인자, 펩시노겐, 가스트릭 리파제, 가스트린 등의 소화액이 제대로 분비되지 못한다. 위축성 위염은 소화액의 분비샘이 점점 없어지면서 아예 사라진 상태로, 위의 점막이 매우 얇아져서 붉은 혈관이 비쳐 보이기도 한다.

장상피화생(Intestinal metaplasia)은 위점막의 분비선(分泌腺)이 없어진 상태로 소화액 분비가 불가능한 상태가 되는 것이다. 위축성 위염이 복구되는 과정에서 위점막에 작은 돌기 같은 것이 무수히 생기는

데 마치 장상피처럼 보여서 장상피화생이라고 부른다. 위내시경 검사를 할 때 조직검사를 해보면 약 20~30%의 사람에게서 장상피화생이 발견된다고 한다. 이런 상태가 되면 음식을 먹어도 늘 소화가 잘 안되고 암에 걸릴 확률도 상당히 높다.

한국인 중에서 위축성 위염이 있는 사람은 40대가 38%, 50대가 28%, 60대가 14% 정도라고 한다. 젊은 사람들이 위축성 위염이 더 많다는 점이 특이하다. 그만큼 식생활 패턴이 바뀌고 있다는 증거다. 대신에 장상피화생인 사람들이 40대에서 60대로 갈수록 점점 늘어날 것으로 예측한다. 위축성 위염이 장상피화생으로 이행될 확률이 높기 때문이다. 그렇다면 소화액이 잘 안 나와서 만성 소화불량에 시달리는 저산증의 원인을 위축성 위염과 장상피화생 때문이라고 해도 무방할 것이다. 위축성 위염과 장상피화생을 일으키는 원인은 헬리코박터 파일로리균 감염, 장기간의 PPI 투여, 짠 음식, 탄 음식, 스트레스 등이다.

38

동아시아인들이 위암에 많이 걸리는 이유

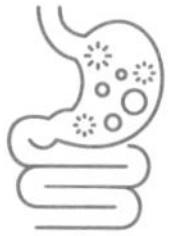

위암을 일으키는 가장 강력한 독립적인 요인 중 헬리코박터 파일로리균 감염이 있다. 특히 동아시아인이 보유하고 있는 파일로리균이 독하다고 한다. 아프리카의 나라 중 우리나라보다 감염률이 더 높은 나라도 있다. 하지만 위암 발생률이 우리나라가 세계 1위인 까닭은 아프리카 사람들이 걸리는 헬리코박터균의 타입이 우리나라 사람과 다르기 때문이다.

위암, 위궤양, 위염 등을 일으키는 이유는 파일로리균이 분비하는 암모니아도 관여하지만, 더 큰 독성 인자는 CagA(캐그 A)[1] 때문이다.

1 사이토톡신과 관련된 유전자 A(Cytotoxin-associated gene A)

헬리코박터 파일로리균은 CagA라는 독성 단백질을 분비해 점막세포를 죽게 하고, 염증을 일으키게 하고, 위궤양이나 위암을 유발한다. 위 점막세포 안으로 유입되어 들어간 CagA 단백질은 세포 내 정상적인 신호전달 과정을 교란해서 염증을 일으키고 위암을 유발한다. 헬리코박터균은 자체로 암모니아를 생산해 위점막을 끊임없이 자극하는데, 설상가상으로 CagA 단백질을 위점막 상피세포에 주입해서 위점막 상피세포 안에 염증을 일으키고, 위점막을 얇게 한 후에 위산 분비를 촉진해서 위를 헐게 한다.

동아시아 지역 사람들이 가진 CagA 유전자 타입과 서양인들이 가진 CagA 유전자 타입은 발현되는 양상이 조금 다르다. 동아시아 타입은 서양 타입과 달리 CagA 단백질을 많이 생산하기 때문에 훨씬 더 타격을 주므로 가능하면 헬리코박터를 제균하는 것이 좋다. 우리나라 암 발생 순위를 보면 갑상샘암을 제외하면 폐암과 위암이 1위다. 위암을 일으키는 위험 요인은 헬리코박터 파일로리균 감염과 흡연, 음주, 염분 과다 섭취, 과일이나 채소 섭취 저하와 관련이 있다.

한국인들의 위장이 나빠지는 이유를 또 한 가지 들자면 야식 문화라고 할 수 있다. 밤늦게까지 잠들지 않고 식당이나 집에서 야식을 즐기다 보니 위장이 편할 리 없다. 게다가 쌀 소비량은 점점 줄어들고 밀가루 소비량이 점점 더 늘어만 간다. 편리하고 맛있으니까 그럴 것이다. 밀가루 음식은 조눌린의 발현을 가속화하고 조눌린은 장 누수를 유발한다.

한국인의 위장이 나빠지는 최고의 원인은 아마도 스트레스일 것이다. 생활 수준은 선진국에 진입했지만 치열한 경쟁 사회라서 스트레스 지수가 높은 편이다. 어떤 외국인은 '세계에서 가장 우울한 나라는 대한민국'이라고 표현하기도 했다. 우리에게는 어렸을 적부터 노년이 되어서까지도 남의 눈을 의식하는 문화가 있다. 나 자신이 마음 편하고 좋으면 다가 아니고 남보다 조금이라도 더 나아야 한다는 경쟁 관계에 던져져서 살아간다. 이런 스트레스가 위장 질환을 부추기는 것이다. 결과적으로 NSAID, PPI, 항생제, 스테로이드, 파일로리균, 불면, 스트레스 등으로 인해 한국인의 위장관 건강은 점점 나빠지고 있고, 위암과 대장암 발병률도 높아지고 있다.

39

식도 세포가 이상하게 바뀌는 바렛식도

바렛식도(Barrett's esophagus)라는 명칭은 1950년 바렛(Barrett)이라는 사람에 의해 처음 사용되었다. 식도와 위는 연결되는 장기이지만 식도 점막과 위점막을 구성하는 세포의 종류는 다르다. 식도 점막은 편평상피세포(Squamous epithelium)로 이루어져 있고, 위점막은 원주상피세포(Columnar epithelium)로 구성되어 있다.

식도는 음식물이 입에서 위로 넘어가는 통로 역할을 하므로 마찰을 잘 견뎌야 한다. 그래서 편평한 형태를 하고 있다. 하지만 위산이 자꾸 역류한다면 편평한 형태로는 위산에 대응할 수 없으므로 길쭉한 형태의 원주형 세포로 바뀐다. 즉, 위와 연결되는 식도 끝부분의 점막이 지속적인 위산의 역류에 오랜 시간 노출되면서 식도의 조직이 위장의 조직으로 변한 것이다. 바렛식도는 식도의 정상적인 편평상피세포가 원주상피세포로 변한 것으로 식도암 발생의 원인으로 알려져 있다. 역류성 식도염 환자가 모두 바렛식도를 가진 것은 아니지만 바렛식도를 가진 사람의 20% 정도는 역류성 식도염이 있다고 한다. 바렛식도는 역류성 식도염 진단을 받은 환자의 약 5~15%에서 나타나는데, 세포 이형성 과정을 통해 식도 선암(腺癌)으로 발전할 확률이 높다.

식도 열공헤르니아는 횡격막에 있는 식도 열공(裂空, 구멍)을 통해 위 혹은 다른 내장기관이 흉강으로 빠져나오는 것을 의미한다. 열공헤르니아를 가진 사람 중 75% 이상이 역류성 식도염을 앓고 있다. 정상인은 식도 열공에 위-식도 접합부가 위치하는데, 나이가 들면서 횡격막이 위축되거나 혹은 비만 등의 이유로 복압이 상승할 경우 식도 열공으로 위장이 빠져나가기 쉽다. 즉, 구멍이 커지거나 혹은 위쪽으로 장기를 밀어내는 힘이 강할 경우 식도 열공헤르니아가 발생할 수 있다. 열공헤르니아는 과식하거나 소화가 잘 안되어 십이지장에서 소장으로, 소장에서 대장으로 음식물이 안 내려갈 때 위장의 압력이 높아지므로 발생할 확률이 높아진다. 위장의 위치 이상에 의한 증상과 폐를 압박하여 나타나는 증상이 겹쳐서 나타날 수도 있다. 주로 상복부의 불쾌감, 동통, 하품, 구토, 호흡 곤란, 두근거림, 기침 등이 나타난다.

40

만성 염증에 적응하다 암세포가 된다

어렸을 적 순진무구했던 사람이 온갖 세파를 다 겪으면서 성미가 강퍅하게 변하기도 한다. 반대로 어려운 환경에서 자랐으나 좋은 사람들과 함께하다 보니 모난 성격이 둥글둥글하게 변한 사람도 있다.

우리 몸의 조직도 질병이 진행됨에 따라서 변화하기도 한다. 자연스러운 변화도 있지만 우리 몸이 외부의 자극에 대응하기 위해서 그 형태가 변할 수도 있다. 덩치를 키우든지(비대), 숫자를 늘리든지(증식), 덩치와 숫자를 줄이든지(위축), 세포의 모양을 바꾸든지(화생) 한다. 이렇게 인체가 적응하면서 조직이 변화될 수 있다. 우리 몸은 그 이상 적응할 수 없는 상태가 되면 세포가 괴사하거나 자멸사한다.

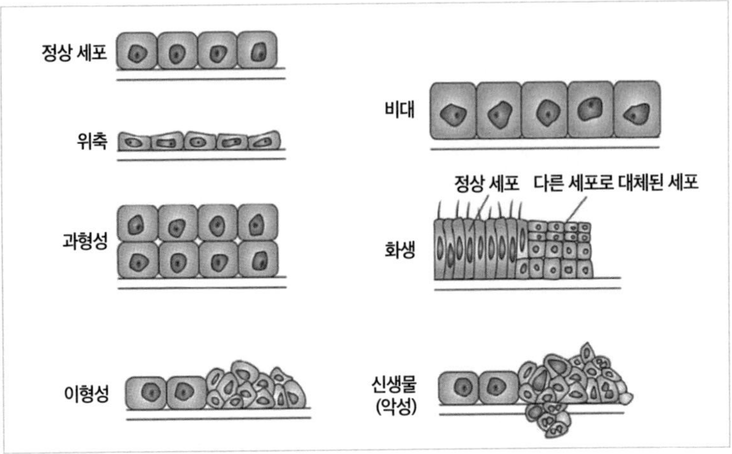

비정상적인 세포 성장 형태(출처: 병태생리학-세포손상)

1. 비대(Hypertrophy)

비대는 세포의 크기가 커지는 것으로, 만일 숫자를 늘릴 수 있는 세포라면 그 수가 증가한다. 비대에는 생리적인 비대와 병적인 비대가 있다. 생리적인 비대의 예로는 운동을 하여 근육이 늘어나는 것, 임신하면 자궁이 늘어나는 것을 들 수 있다. 여자들은 출산하고 나면 자궁만 늘어나는 것이 아니라 특히 뱃살이 늘어지고 허벅지 살도 임신 과정에서 터버리는 경우가 허다하다.

병적인 비대의 예로는 고혈압 환자의 좌심실 비대, 남성의 전립선 비대 등이 있다. 좌심실 비대는 높은 혈압이라는 외부환경의 변화에 심근세포가 적응하기 위해 좌심실을 둘러싼 부위가 두꺼워지는 것이다. 전립선 비대는 독성이 강한 남성 호르몬이라는 외부환경에 전립선

세포가 적응하다 보니 전립선이 비대해져서 요도를 압박하게 되고 소변보는 것이 원활하지 못하게 되는 것이다.

우리 몸의 모든 조직은 수분이 많아서 촉촉하고, 부드럽고, 얇고 크기가 적당해야 건강하다. 반대로 수분이 마르고, 딱딱해지고, 두꺼워지고, 거칠어지면 기능에 문제가 생기게 마련이다. 비대가 오래되어 심근세포나 전립선 세포가 그 이상 적응할 수 없게 되면 심근세포가 괴사하고, 전립선 세포가 암세포로 변할 수 있다.

2. 증식(Hyperplasia)

비대는 세포의 크기가 커지는 것이고, 증식은 세포의 숫자가 늘어나는 것이다. 증식에는 생리적인 증식과 병적인 증식이 있다. 생리적인 증식의 예로는 사춘기 여성의 유방이 커지는 경우가 해당하고, 간을 절제했을 때 간이 커지는 것도 증식이다. 간이식을 하면 공여자의 간과 수여자의 간이 모두 증식한다.

병적인 증식에는 자궁 내막 증식, 전립선 증식 등이 있다. 전립선은 비대와 증식이 동시에 일어난다.

3. 위축(Atrophy)

위축은 세포의 크기가 줄고, 세포의 숫자도 줄어드는 것이다. 생리적인 위축의 예로는 흉선의 위축, 자궁과 유방의 위축 등이 있다. 청소년기에 면역기능이 가장 활발하여 흉선이 커지다가 그 이후 퇴화하여 노년이 되면 흉선은 거의 사라지고 없어진다. 또한 폐경이 되면 아무래도 자궁과 유방이 위축될 수밖에 없다. 사실 뇌도 안 쓰면 자꾸 퇴화하므로 기억력, 사고력이 점점 떨어진다. 치매를 예방하려면 나이 들어서 TV 방송만 멍하게 시청할 게 아니라 머리를 쓰는 일을 하는 것이 좋다. 계산기를 쓰니 암산 능력이 떨어지고, 휴대폰의 단축번호로 통화하니 전화번호를 암기할 필요가 없어졌다. 이것을 시쳇말로 디지털 치매라고 한다.

병적인 위축의 예로는 영양부족에 의한 근육의 위축, 류머티스 관절염 등의 염증성 질환에 의한 근육의 위축, 근육을 오랫동안 사용하지 않아서 오는 근육 위축 등을 들 수 있다. 골다공증도 뼈의 위축 때문에 생기는 것이다. 그래서 적당한 무게가 있는 물건을 들어 올리는 활동을 해야 한다. 앉아있거나 누워있지 말고 몸을 움직이는 게 좋다. 관절이 안 좋은 사람은 평지를 천천히 걷는 운동을 할 것을 권한다.

4. 화생(Metaplasia)

영어로 화생(Metaplasia)의 어원은 meta는 바뀐다, plasia는 자란다는 의미다. 애벌레가 나비로 변화되는 것은 멋진 일이지만 신체 내에서 일어나는 화생은 결코 바람직하지 못한 변화다. 화생이란 줄기세포의 분화가 다른 방향으로 진행되어 완전히 다른 세포가 된 것을 말한다. 외부 자극에 견딜 수 있는 좀 더 안정된 세포로 형태가 바뀌는 것이라고 할 수 있다. 화생은 주로 점막 부위에서 일어난다. 편평상피세포는 점액을 분비하지 못하는 대신 물리적인 마찰에 강하다. 원주상피세포는 점액은 분비할 수 있지만 물리적인 마찰에 약하다. 편평세포에서 원주세포로 바뀐 바렛식도는 화생에 해당된다. 장상피화생은 앞에서 자주 언급했다. 위장 세포가 파일로리균에 장기적으로 노출되면 장상피세포처럼 분화하기 쉬운데 이것이 장상피화생이다. 이런 상태는 소화액 분비 기능이 이미 상실된 것이다.

신체 조직에 위축이나 비대가 일어나면 어느 정도 버티다가 세포가 죽기도 하고, 세포가 전혀 다르게 분화해서 화생이 되면 암으로 발전할 확률이 높아진다. 기관지 점막세포가 원주형 세포라면 분비를 잘할 것이고, 식도 세포는 음식이 넘어 들어오는 곳이니 마찰에 잘 견디도록 편평세포가 적합하다. 여성의 자궁 경부는 마찰에 강하도록 편평세포가 정상적이라고 할 수 있다. 그런데 염증을 유발하는 자극을 계속 받게 되면 어떻게 될까? 예를 들어 계속 흡연해서 기관지 세포에 지속적인 자극을 준다면 원주형 세포인 기관지 점막세포가 편평세포로 바뀌게 될 것이다. 그러면 외부에서 유입되는 이물질을 배출하기 어려워져서 천식 등 여러 가지 호흡기 질환에 시달리게 되고 폐암에 걸릴 확률도 높아진다. 또한 인유두종 바이러스가 자궁 경부를 계속 자극한다면 편평세포인 자궁 경부가 분비형인 원주형 세포로 바뀌어 자궁 경부암이 될 확률이 높아질 것이다.

위 상피세포에 헬리코박터 파일로리균 같은 자극이 계속된다면 만성 표재성 위염이 생길 수 있고, 위염은 위궤양으로 진행되기도 한다. 위염이 오래되면 위장 기능이 위축되고, 그러다가 위벽세포가 화생될 수 있다. 화생은 벽세포의 조직 자체가 변화되는 것을 말한다. 위축성 위염이 장상피화생으로 진행되기도 하고, 이형성(Dysplasia)을 거쳐 위암으로 진행되기도 한다. 장에 부패균이 많으면 회맹판(소장과 대장 사이의 괄약근)이 약해지면서 소장 내 세균과다증식증(SIBO)에 걸리기 쉬운데, 나중에 장상피화생으로 진행되기도 한다. 화생에는 기관지의 편평세포화생, 식도의 원주세포화생, 장과 위의 원주세포화생, 자궁경부의 원주세포화생이 있다.

41

암세포를 예방하는 영양소 요법

만약 자극에 따른 염증반응을 잘 제어할 수 있다면 세포의 위축, 비대, 세포 사멸, 화생 등도 막을 수 있다. 하지만 염증을 방치한다면 점점 나쁜 형태로 변화될 것이다. 역류성 식도염을 치료하기 위해 위산 역류를 억제하는 PPI 처방이 많이 나오고 있다. 또 미소프로스톨(Misoprostol)이라는 프로스타글란딘1 유사체(상품명: 사이토텍)가 과도한 위산 분비를 억제하는 약물로 위염, 위궤양 등에 처방되고 있다.

세포가 외부 환경에 의해 변화되지 않고 본래의 모습을 갖추도록 도와주는 영양소로는 감마리놀렌산 고순도 제품이 있다. 옥수수기름 등 식용유에는 오메가6가 다량 함유되어 염증을 유발하는 아라카돈산으로 바뀐다. 오메가6는 염증성 프로스타글란딘인 PGE2를 유도하기 때문이다. PGE2는 생리통, 유방통 등 여러 가지 염증과 통증을 유발하는 원인 물질로 알려져 있다.

달맞이꽃 종자유를 추출한 기름 속에는 항염증에 탁월한 프로스타글란딘 PGE1이 함유되어 있다. 하지만 달맞이꽃 종자유에는 감마리놀렌산이 약 8~10%밖에 함유되지 않아서 나머지 90% 정도는 오메가6 기름이므로 장기 복용하면 오히려 염증을 유발하는 문제가 생긴다. 다행히도 요즈음에는 순도 40%의 감마리놀렌산이 제품화되어 나오고 있고, 게다가 나머지 60%의 오메가6 기름도 염증반응을 일으키지 못하도록 효소 처리하여 장복해도 문제가 없다. 이런 제품을 응용한다면 세포조직의 만성 염증이나 위축, 증식, 비대, 화생을 예방하는데 도움이 될 것이다. 위나 식도 염증이 오래되어 암에 걸릴 것을 염려한다면 감마리놀렌산 40% 제품을 꾸준하게 복용하면 항염증 작용과 더불어 건강한 세포막 형성에 매우 도움이 된다.

감마리놀렌산 40% 제품은 내가 약국에서 자주 활용하는 제품이다. 화상을 입거나 외부에 상처가 나도 빠르게 복구할 수 있도록 도와주고, 아토피성 피부염 회복에도 도움이 되어서 피부 조직을 매끄럽고 탄력 있게 만들어준다. 또한 위장병에도 적극 활용하면 좋다. 어떤 질병이든 늦지 않게 미리미리 돌보고 상처를 감싸주어야 심각한 상태로 진행되지 않는다. 외부에 난 상처도 잘 소독하고 연고를 바르고 물이 닿지 않게 보호해야 잘 아무는 것과 비슷하다.

42

위암은 이렇게 진행된다

위는 4개 층으로 구성되어 있다. 점막층, 점막하층, 근육층, 장막층이다. 위선암(Adenocarcinoma)은 점막층에 발생하고, 림프종(Lymphoma)은 림프조직에 발생하는 암이다. 점막하 종양(Submuscosal tumor)은 육종이고, 평활근 육종(Leiomyosarcoma) 등도 있는데 98% 이상이 위선암이다. 조기 위암은 점막층에만 암세포가 분포하지만, 암이 진행되면 점막하층에서 근육층까지 퍼지고 나중에는 장막층과 림프조직까지 전이될 수 있다. 위암은 가족력이 있는 경우 2배나 발생률이 높은데, 식생활 습관과 연관성이 커서 동일 발암물질에 대한 발병률의 차이에 유전적인 소인이 작용한다고 알려져 있다.

주요 발암물질은 짠 음식, 질산염이 첨가된 식품(감미료, 방부제, 향료, 색소), 탄 음식, 곰팡이균 속에 존재하는 아플라톡신 등이 있고, 우유나 신선한 채소, 과일 등은 위장에 좋은 음식이다. 고추를 말리다 보면 곰팡이균이 많이 번식할 수 있고, 짠 젓갈류 역시 곰팡이균 감염이 많은 게 사실이다. 명란젓은 색감을 먹음직하게 보이기 위해 첨가물이 들어가는 경우가 많다. 연어도 건강한 음식으로 여겨지지만 붉게 보이도록 색감을 내기 위해 첨가물이 들어간다. 그러므로 위암을 염려하는 사람은 고춧가루가 삭지 않은 채 버무려 담는 겉절이나 젓갈류, 땅콩도 주의하는 게 낫다. 장 누수가 있는 사람들도 이런 음식을 피하는 것이 바람직하다. 건강한 장을 가진 사람은 아무 문제가 되지 않으나 장이 예민한 사람은 탈이 나는 경우가 많다.

위암을 일으키는 요인 중에서 술보다 담배가 더 안 좋다고 한다. 담배에는 약 69종의 발암물질이 4,000여 가지나 포함되어 있다. 흡연하는 사람이 헬리코박터균에 감염됐을 경우 위암 발병률을 3~6배 높이고, 위절제술을 받은 경우도 2~6배의 발암률을 높인다고 한다. 만성 위축성 위염, 장상피화생, 선종성 용종 등은 암의 전구 단계로 특히 장상피화생과 위축성 위염은 15년 경과 후 위암으로 진행될 확률이 높다. 위암 가족력이 있다면 반드시 헬리코박터균을 제균하는 게 좋다. CagA균 타입이 동아시아인에게 발암 가능성을 높인다는 점을 기억할 필요가 있다.

43

암억제유전자의 스위치를 켜라!

암 중에서 위암과 대장암은 유전적인(genetic) 영향보다는 후성유전적인(epigenetic) 영향을 더 받는다고 한다. 유전이란 태어나면서 물려받은 것이고, 후성유전이란 살아가면서 환경적인 요인에 의해 유전자를 조절하는 것을 의미한다. 요즘에는 후성유전을 조절하여 질병을 예방하거나 극복하는 연구가 많이 진행되고 있다. 암세포에서 유전적인 변화는 종양 유전자가 활성화되어 정상 유전자가 돌연변이를 일으키는 경우를 의미하는데, 후성유전적 변화는 브레이크 개념이라고 할 수 있다. 즉 종양억제유전자가 비활성화되어 생기는 것이다. 암억제유전자가 억제되면 암이 생긴다. 그러므로 암을 예방하려면 후성유전을 조절하여 암을 억제하는 브레이크가 제대로 작동하게끔 도와주면 될 것이다.

유전자가 발현되는 앞부분을 프로모터 부위(CpG island)라고 하고 뒷부분을 글로벌(Global) 부위라고 한다. 옷에 지퍼를 채울 때는 우선 옷의 양끝단을 모아서 지퍼를 채우게 된다. 이렇게 지퍼를 채우는 부분이 프로모터 부위라고 이해하면 쉽다. 지퍼를 채운 후에 쭉 잡아 올리면 지퍼가 다 채워지듯 유전자의 앞부분에 암을 억제하는 전사인자가 붙으면 암억제유전자가 발현된다. 정상인에게서는 유전자의 앞부분인 프로모터 부위에는 메틸기가 적게 결합하고, 뒷부분인 글로벌 부위에 메틸기가 많이 결합하는 특징이 있다. 반대로 암환자는 프로모터 부위에 메틸기가 과잉으로 결합하는 특징을 보인다. 프로모터 부위에 메틸기가 너무 많이 붙어버리면 종양억제유전자의 전사가 일어날 수 없어서 암에 걸리기 쉬운 상태가 된다. 즉 암세포 발현에 브레이크

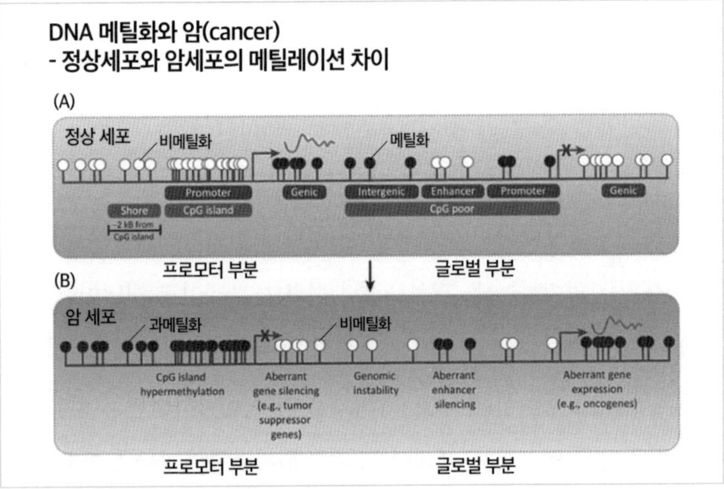

정상세포와 암세포의 메틸레이션 차이(출처: Trends in Genetics 30.2 (2014): 75-84)

를 못 밟는다는 것이다. 암세포 발현의 개념은 이렇게 소극적인 개념 즉 암세포를 억제하면 암에 안 걸린다는 개념이다.

그럼 어떤 원인이 유전자의 앞부분인 프로모터 부위에 메틸기를 과잉으로 붙게 만들어 암이 억제가 안 되는 것일까? 만성 염증반응이 꾸준히 자극되는 상황에서는 유전자 프로모터 부위의 과메틸화가 진행되기 쉽다. 위암에서는 헬리코박터 파일로리균, 대장암에서는 대장의 각종 부패균이 프로모터 부위의 과메틸화를 초래한다고 알려져 있다. 후성유전이 암에 미치는 영향 중 대장암의 연구가 가장 많이 되었고, 위암 연구도 어느 정도 되고 있는데, 위암, 대장암, 폐암 가족력이 있다면 헬리코박터균 제거와 장 기능 정상화가 무척 중요하다고 할 수 있다. 암세포는 하루에도 몇천 개씩 생긴다고 한다. 하지만 암세포가 생긴다고 하여 모두 암에 걸리는 것은 아니다. 암세포의 발현을 막아주거나 꺼주는 능력이 나에게 있다면 암에 안 걸릴 수 있다. 암억제유전자의 스위치를 켜는 영양소가 후성유전 조절 영양소라고 할 수 있다.

후성유전 중 그 핵심은 'DNA에 메틸기를 붙이는 것'이다. 유전자 염기 중 시토신의 5번 위치에 메틸기를 붙이는 것을 DNA 메틸레이션(Methylation)이라고 한다. DNA 메틸레이션이 되면 암억제유전자가 발현된다. 그런데 엽산이 부족하면 DNA에 메틸기를 전달하는 효소인 DNMT(DNA Methyl Transferase)가 과활성화되어 유전자의 프로모터 부위도 과활성화될 수 있다. 엽산을 임신 전부터 먹어주면 태아의 신경관 결손을 막아주어 기형아 출산이 예방된다고 알려졌지만, 엽산은 후성유전 조절에도 매우 중요한 영양소이다. 합성 엽산보다 활성형 엽산이 더욱 효과적이다. 메틸기를 많이 함유하는 식품으로는 브로콜리나 양배추, 무 같은 십자화과 식물들이 있고, 레드비트는 천연 엽산의 보고(寶庫)다. 커큐민도 후성유전을 조절하는 중요한 영양소로서, DNMT가 과활성화되는 것을 억제하여 암을 예방하는 데 도움을 준다. 천연 그대로의 강황이나 울금 가루는 흡수력이 낮으므로 가능하면 입자 크기가 100나노미터 이하의 커큐민이 흡수력이 좋아서 후성유전 조절에 효능을 발휘할 수 있다.

44

암세포를 죽이는 면역세포

음식물은 십이지장을 지나 공장과 회장으로 이동한다. 공장(空腸)은 빈창자, 회장(回腸)은 빙글빙글 도는 창자다. 회장에서는 효소가 분비되지 않고 면역력을 담당하는 파이엘판(Peyer's patch)이 존재한다. 소화된 음식물이 회장에 몇 시간 머물다가 다음번 식사 때 음식이 들어오면 비로소 회장에 정체되어 있던 음식물이 대장으로 내려간다. 만약 장이 안 좋아서 부패균이 그득하다면 회장에 부패균이 많다고 생각할 수 있다. 그래서 외부에서 유입되는 이물질을 방어하기 위한 면역물질들이 회장에 가장 많이 포진해 있다.

음식물을 소화시키는 생명체는 결국 장내 미생물이다. 우리가 인식하지 못하지만 수많은 미생물이 몸속에 존재하면서 엄청난 작용을 하고 있다. 그러니 당연히 장내에 부패균이 적어야 건강하고 면역력도 올라갈 것이다. 장내 부패균은 장점막 깊숙이 살고 있으면서 만성 장누수를 일으키고 만성 염증을 일으키는 주범이다. 암환자는 부패균이 바이오필름을 형성하고, SIBO증 환자, 장누수증후군 환자도 부패균이 바이오필름을 형성하고 있어서 좀처럼 퇴치가 어려운 것이다. 이런 균들은 교묘하게 잘 숨기 때문에 건강을 해치는 질환을 유발한다.

이런 경우에 강력하게 악성균을 퇴치하는 식물성 포스트바이오틱스를 암환자는 하루 2~3포, SIBO증, 과민성대장증후군 환자들은 1~2포 복용하면 좋은 결과를 기대할 수 있다. 어떤 약사는 암환자에게 유산균 생성물질 액상 제제를 하루 6포까지 투여한다. 장에 있는 악성 유해균이 사멸되어 장 기능이 정상화되면 면역력도 상승하므로 암과 같은 악성 질환을 극복하는 데 도움이 되었다는 사례가 아주 많다. 여기에 바이오필름을 녹이는 셀룰레이즈가 첨가된 효소제를 사용하면 탄수화물, 지방, 단백질뿐만 아니라 섬유소까지 분해하여 바이오필름을 녹이므로 악성 부패균 퇴치에 효과가 크다.

우리나라에서 남성은 위암과 폐암, 대장암이 가장 많고, 여성은 갑상샘암, 유방암, 대장암이 상위 순위 암이다. 갑상샘암은 건강검진을 많이 하므로 조기 발견된다. 유방암은 가족력이 많은 편이고, 남성들은 아무래도 음주 때문에 위장에 문제가 생기기 쉽다. 그런데 후성유전 조절과 장내 세균이 관련이 많다고 한다. 그렇다면 위암과 대장암을 예방하기 위해서는 장내 세균 관리가 중요할 것이다. 대장과 폐는 서로 영향을 주는 장기다. 장내에 발생된 그람 음성균의 내독소인 LPS가 폐 기능에도 영향을 미쳐서 염증성 사이토카인을 증가시키고 이런 염증성 사이토카인은 다시 혈액이나 림프관을 통해 장내로 영향을 미치게 된다.

우리가 인식하지 못하는 사이에 하루에 수천 개의 암세포가 생기지만, 우리 몸을 지키는 면역세포가 암세포를 없애버리기 때문에 암에 걸리지 않는 것이다. 암세포를 죽이는 선천 면역세포에는 대표적으로 자연살상세포(NK cell, natural killer cell), 마크로파지 M1이 있고 후천 면역세포에는 세포독성 T세포(Cytotoxicity T cell)가 있다. 하지만 암환자는 이미 면역력이 떨어졌기 때문에 암에 걸렸음을 감안한다면 신체 스스로 작용하는 면역세포의 활성을 올려주는 것이 필요하다. 암에 걸렸다면 3대 표준치료인 항암, 방사선, 수술요법을 하는 동시에 면역력을 높여준다면 암을 극복하는데 무척 도움이 될 것이다.

나는 항암을 할 때 같이 먹어주면 좋은 면역증강제로 아라비녹실란 제제를 자주 권하고 있다. 아라비녹실란은 흑미강을 표고 균사체 배양액으로 발효시켜 생물전환공정을 거친 5세대 면역증강제이다. 암 예방에도 좋고, 암환자의 삶의 질을 높여주는 데에도 굉장히 좋은 반응을 보인다.

아라비녹실란이 암세포에 작용하는 기전을 살펴보자. 아라비녹실란이 마크로파지 M1을 활성화시키고, 활성화된 마크로파지는 NK 세포를 활성화한다. 또 아라비녹실란은 수지상 세포를 활성화시키고, 활성화된 수지상 세포는 미분화된 T세포인 Th0를 Th1으로 분화를 촉진한다. 결과적으로 세포독성 T세포가 활성화된다. 이렇게 마크로파지나 수지상 세포가 만들어내는 사이토카인에 의해 암세포가 제거되기도 하고 NK세포가 활성화하기도 하는데, NK세포가 활성화되면 암세포나 바이러스에 감염된 세포가 줄어든다. 암세포의 80~90%는 NK세포가 죽이고, 나머지 남아있는 10~20%의 감염된 세포는 세포독성 T세포가 죽인다.

아라비녹실란을 섭취하고 3일 정도 지나면 마크로파지의 활성과 수지상 세포의 활성이 극대화되고, 그다음으로 NK세포가 활성화된다. 3일 후에 최대의 역가를 볼 수 있다. 암환자가 먹어야 할 아라비녹실란의 양은 하루에 약 3g 정도인데, 바이오 베타칸에 아라비실란을 0.5g 함유하고 있으므로 하루 6포에 해당한다. 아라비녹실란이 대표적으로 도움을 주는 암은 폐암, 난소암, 전립선암이다. 아라비녹실란은 면역세포가 암세포를 공격하는 힘을 증강시키는데, 일반적인 베타글루칸에 비해서 활성이 4배 정도 높은 것으로 연구되고 있다. 암환자가 아니더라도 대상포진에 걸렸거나, 독감 환자, 코로나바이러스에 감염된 분들이 먹으면 빠른 회복을 보이고, 비염에도 상당히 좋은 결과를 나타내고 있다.

11장

담즙이 나와야 기름기가 소화된다

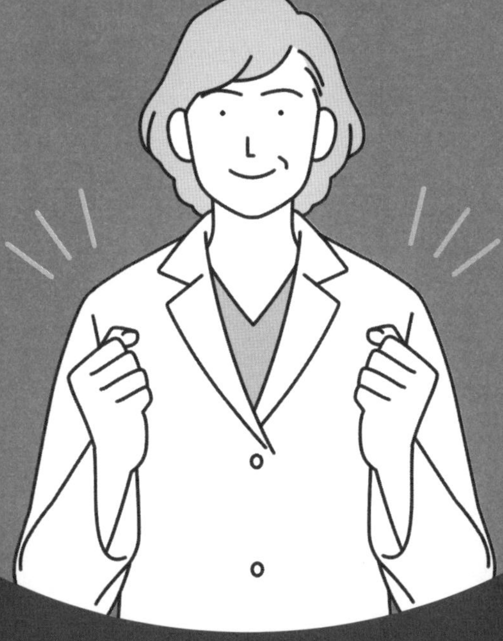

45

담낭과 췌장은 협동작전을 편다

감염된 음식을 잘못 먹으면 콜레라를 비롯한 세균들은 분비성 설사를 유발한다. 반면에 락툴로오스 같은 이당류는 소화가 안 되므로 삼투압이 높아져서 설사가 나오게 한다. 이렇게 탄수화물과 지방은 완전히 분해되지 않으면 세포 안으로 흡수가 안 되지만, 단백질은 완전히 분해되지 않은 상태에서도 흡수된다. 분해되지 않은 단백질은 혈액을 돌아다니면서 독성을 일으켜 알러지를 유발할 수 있다. 그래서 고기는 잘 먹으면 이롭고, 잘못 먹으면 오히려 건강을 해칠 수도 있다.

위산은 강한 산성(pH1~2)을 띠지만 쓸개즙은 pH7.8~8.6을 띠고 있어서 십이지장을 약알칼리성으로 만든다. 십이지장은 아주 영리한 장기라고 할 수 있다. 자신이 소화할 능력이 없는 음식물이 넘어오려고 하면 위 하부 괄약근을 조여버린다. 위산 과다가 된다면 십이지장에도 타격을 준다. 십이지장 액을 약알칼리성으로 중화하기 위해 췌장에서 탄산수소나트륨을 분비하는데, 소염진통제인 NSAID는 이 중화액 분비를 억제하여 위장병을 유발하게 된다. 위장에는 위산을 견디는 점막이 존재하지만 십이지장에는 점막이 없어서 위산에 의해 상처를 받을 수 있으니 위산이 역류할 수 있다. 하지만 위에서 십이지장, 소장, 대장으로 음식물이 잘 내려간다면 위산은 역류하지 않는다. 그래서 역류성 식도염에 강한 위산분비억제제를 투여하기보다 자연스럽게 소화되어 밑으로 잘 내려가도록 소화효소제나 담즙 분비를 촉진하는 성분을 먹어준다면 역류하는 현상이 훨씬 줄어들 것이다.

지방분해효소인 리파제의 최적 pH는 8 정도이다. 예전에 위장약이 몇 가지 나오지 않을 때 노루모산이 대단한 위장약 역할을 했었다. 90세가 넘도록 장수하신 필자의 할아버지께서도 노루모산 한 통을 사다 놓고 소화가 잘 안되면 한 숟가락씩 퍼서 드시곤 했다. 노루모산의 주성분은 제산제로, 과다한 위산과 십이지장 액까지 중화하는 효과가 있다. 베이킹소다의 성분도 탄산수소나트륨이니 식용에도 응용했지만 응급 위장약 역할도 했다. 요즘에도 음주 후 속쓰림에 노루모 산제(散制)나 액제를 찾는 남성분들이 간혹 있다. 하지만 제산제를 지속적으로 복용하면 산 반동 현상으로 오히려 과산증이 유발되기도 하므로 장복하는 것은 권하지 않는다.

소화가 잘되려면 위산뿐만 아니라 담즙산도 잘 분비되어야 한다. 담즙산은 지방과 단백질 소화를 위해 필수적이다. 간에 있는 콜레스테롤에서 담즙이 만들어져 2~3g씩 하루에 10회 정도 분비된다. 간에서 분비된 1차 담즙산은 장내 세균에 의해 2차 담즙산으로 변하는데, 90~95%의 담즙산은 재흡수되고 간에서 포합(Conjugated)[1] 담즙산으로 바뀐다. 담즙산을 포합시키는 물질은 글리신(Glycine)과 타우린(Taurine)이다. 담즙산 중 5% 정도가 대장으로 흘러가서 박테리아에 의해 2차 담즙산인 데옥시콜린산과 리토콜린산으로 전환된다. 이렇게 변으로 빠져나가는 5%에 해당하는 0.2~0.6g 정도만 간에서 담즙이 재생산되고 나머지는 장간 순환을 통해 재사용된다.

담즙은 알칼리성으로 위산을 중화해서 십이지장이 상처받지 않도록 중화하는 역할도 한다. 십이지장에서 지방을 소화시키려면 간에서 양질의 담즙을 생산해야 하는데, 담즙이 부족해지면 기름기 음식을 먹어도 소화가 잘 안될뿐더러 정체된 지방이 간에 들러붙어 지방간이 생긴다. 간에서 담즙을 만들게 해주고 지방간을 예방하는 영양소는 타우린, 콜린, 메티오닌, 베타인이다. 이런 성분들은 담즙산염 생합성이나 인지질 생합성을 위해 필요하고 지방간을 예방한다. 담즙 분비를 도와주는 처방약 성분으로는 우루소데속시콜린산(우루사)나 케노데옥시콜

1 물에 용해되기 어려운 노폐물이나 약물 등을 수용성으로 하여 배설되기 좋게 하기 위해, 각종 화합물이나 기를 결합시키는 생체 내 반응. 결합하는 화합물에 따라서 황산포합, 글루쿠론산포합, 글리신포합 등이라고 한다. 포합에 의해서 생성된 화합물은 포합체(Conjugate)라고 한다. [네이버 지식백과] 포합[conjugation, 抱合] (영양학사전, 1998. 3. 15., 채범석, 김을상)

린산(씨앤유)이 있다.

간에서 분비되는 담즙의 기능

❶ 해독 기능: 간에서 해독시킨 노폐물을 콜레스테롤 같은 지질 성분과 함께 담관을 통해 십이지장으로 배출시킨다.

❷ 소화 보조 기능: 장에서 지질 유화 작용을 통해 지용성 성분의 흡수를 증가시킨다.

❸ 살균작용: 소장 내 유해균 증식을 억제한다.

❹ 사하작용: 배변을 촉진한다.

❺ 지용성 미네랄의 흡수를 돕는다. 철분, 칼슘, 비타민A, D, E, K 등이다.

❻ 담석 생성을 방지한다.

❼ 췌장 효소의 작용을 돕는다.

만약 충분히 소화되지 못한 음식물이 십이지장, 소장, 대장 쪽으로 유입되면 이상발효를 일으켜서 부패균으로 가득 차게 될 것이다. 십이지장으로 지방이 넘어오면 콜레시스토키닌(CCK, Cholesystokinine)을 분비하여 담낭을 수축해서 담즙을 내보내는 동시에 가스트린에 의한 위산 분비를 억제하게 된다. 만약 탄수화물이 넘어오면 십이지장 점막에서는 인크레틴인 GIP, GLP-1을 분비하여 췌장을 짜서 인슐린을 분비한다.

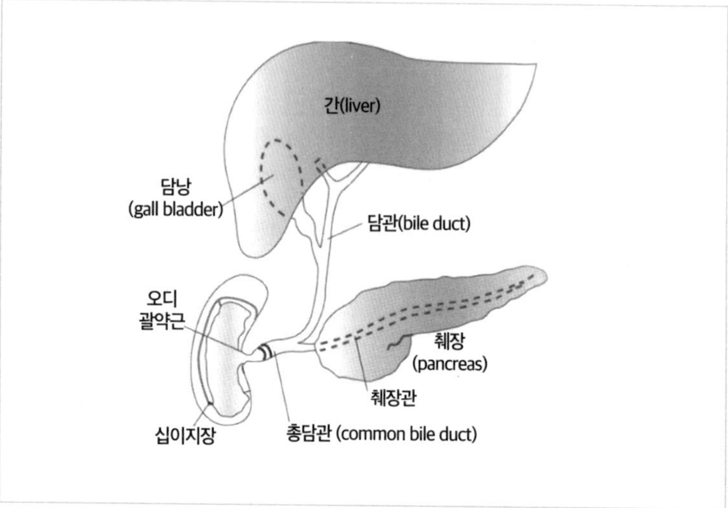

간, 담도, 췌장, 오디괄약근의 구조

간에서 내려오는 담관, 십이지장, 췌관이 만나게 되는데, 여기에 오디괄약근이 있다. 오디괄약근이 이완하면 담즙이 분비된다. 담즙산도 약알칼리성을 띠는데, 쓸개즙과 췌장 효소는 둘 다 위산을 중화하기 위해 알칼리성 물질을 분비하는 협동작전을 편다. 그런데 만약 쓸개에 문제가 생겼거나 담석을 제거하느라 쓸개를 제거해버린다면 어떻게 될까? 그러면 췌장이 상당한 부담을 안게 되어 머지않아 췌장의 기능도 떨어지게 될 것이다. 이렇게 담즙이 하는 역할이 지대하므로 설혹 쓸개를 절제할 상황이라면 숙고할 필요가 있다. 물론 쓸개를 절제하더라도 6개월 정도 지나면 우회 담도가 생기기도 하니 담즙이 전혀 배출되지 않는 것은 아니다. 흔히 '쓸개 빠진 인간'이라는 표현이 있듯이 쓸개가 절제된 사람은 그만큼 힘을 못 쓴다. 스트레스를 많이 받게 되면 오디괄약근이 과도하게 수축하므로 소화액 분비가 적어질 수 있다. 오디괄약근은 위장관에서 매우 중요한 위치라고 할 수 있다.

나이가 들면서 내분비, 외분비 효소량이 모두 감소한다. 내분비, 외분비 효소를 동시에 분비하는 유일한 인체 기관은 췌장이다. 췌장은 내분비로 인슐린을 분비하고, 외분비로 리파제 등 소화효소를 분비한다. 췌장에서는 탄수화물, 단백질, 지방 분해효소가 다 분비되는데, 이 중에서 가장 많이 분비되는 효소는 단백질을 분해하는 효소다. 혈관 염증이 있을 때 스트렙토키나제(Streptokinase) 등의 소염제를 사용할 수 있는데, 이같이 소염제로 사용할 수 있는 효소가 단백분해효소이다. 음식물 알러지나 음식으로 인한 자가면역질환을 줄일 수 있는 효소도 역시 단백분해효소라고 할 수 있다.

그런데 췌장암은 전조증상이 없어서 알아채기 어렵고, 1기에 발견되어도 생존율이 30%에 불과하다. 췌장암을 고치기 어려운 이유 중 하나는 췌장이 뒤쪽에 위치하므로 다른 장기에 가려서 이상이 생겨도 발견이 늦어지기 때문이다. 대개는 다른 검사를 하다가 우연히 발견하는데, 발견되어도 이미 진행된 경우가 많다. 췌장은 쓸개, 담관, 십이지장과 서로 연결되어 있으므로 췌장암에 걸리면 담관이 막혀서 체중이 감소하거나, 소화불량, 복통 등을 호소하게 된다. 복부 대동맥, 간정맥, 간동맥, 비장 등 중요한 혈관들이 췌장을 둘러싸고 있어서 이러한 혈관

들이 암세포에 먹혀버린다면 수술 자체가 어려워지므로 생존율이 낮은 것이다. (이원경 의사 유튜브 참조)

46

유독 나만 담석증에 잘 걸리는 이유

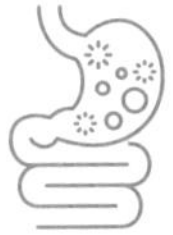

담즙은 담즙산염이 65%, 인지질이 24%, 콜레스테롤이 4% 정도로 구성되어 있다. 담즙산염과 인지질이 잘 만들어져야 양질의 담즙산이 된다. 1차 담즙산 그 자체로는 지방 유화가 잘 안된다. 왜냐하면 1차 담즙산은 친유성인 부분이 많고, 친수성인 부분이 매우 적기 때문이다. 즉 수용성이 적고 지용성이 강하다. 그래서 좋은 계면활성제(Surpactant)가 되지 못하므로 친수성을 더 높이려면 포합 과정을 거쳐야 한다. 계면활성제의 대표적인 예는 비누다. 비누로 빨래를 하면 기름때가 쏙 빠지는데, 비누 거품 속 계면활성제가 기름때의 표면을 둘러싸서 때가 녹아서 나오는 것이다.

담석에는 콜레스테롤 담석과 빌리루빈 담석이 있다. 요즘은 예전과 달리 콜레스테롤 담석이 더 많다. 지용성인 콜레스테롤은 기름에만 녹고 물에는 녹지 않는다. 담즙산은 양친매성(물에도 녹고 기름에도 녹는) 성질이 있어서 지방을 유화(에멀젼화)시켜 기름기도 잘 녹일 수 있다. 콜레스테롤 담석은 콜레스테롤이 담낭 안에서 굳어 생성되는데, 콜레스테롤은 물에 녹지 않기 때문에 응고되기 쉽다. 간에서 분비되는 담즙에 콜레스테롤 함량이 높으면 콜레스테롤 담석이 잘 생긴다.

담석증은 남성보다 여성에게 더 잘 생긴다. 담즙을 분비하는데 에스트로겐이 관여한다는 연구 결과가 있는데, 에스트로겐은 담즙을 분비할 때 담즙산 형태보다 콜레스테롤의 형태로 더 많이 분비하게 한다. 콜레스테롤이 성호르몬의 원료가 되기 때문으로 추측해본다. 담석이 40~50대 이후 여성에게 많이 생기는 이유는 성호르몬의 양이 줄어드는 시기와 겹치고, 갑상샘기능저하증과도 관련이 있기 때문인 것 같다.

스트레스는 담즙의 조성과는 관련성이 없다. 하지만 담낭이 수축하는 것을 방해하여 담즙이 오랫동안 담낭 안에 정체되게 만들 수 있다. 스트레스를 받으면서 기름진 음식을 먹는다면 잘 체하기도 하고 담석도 더 잘 생길 것이다.

대개 담석증에 걸리는 사람은 담즙이 왕성하게 분비되어 소화력이 좋은 사람보다 담즙이 잘 안 나와서 늘 소화가 잘 안되는 사람들이 더 많은 것 같다. 약국에 방문한 사람 중 얼굴이 노리끼리한 분일수록 기름기 음식이 소화가 잘 안된다고 하소연한다. 원래 본인의 얼굴색이 이렇게 타고났다고 말하지만, 이런 분들은 선천적으로 담즙 분비가 잘 안되는 경향이 있는 듯하다. 냇물이 잘 흐르는 강바닥에 쓰레기가 끼이는 것이 아니라 쫄쫄 흐르는 강바닥에 온갖 쓰레기가 끼기 쉬운 것처럼, 담즙이 콸콸 나오는 사람보다 담즙 분비가 원활하지 못한 사람에게 담석증이 더 많이 생긴다.

담즙 분비가 잘 안되면 간에서 배출된 담즙이 정체된다. 그로 인해 노폐물 배설이 잘 안되어 얼굴에 기미가 끼거나 얼굴색이 맑지 못하고 칙칙한 빛을 띠게 된다. 동양인은 서양인보다 육식을 덜하는 편이고 그만큼 담즙 분비 능력도 약하다. 몽고반점이 생기는 이유도 담즙 분비 능력 약화와 관련이 있다고 한다. 이런 점을 고려할 때 동양인들은 육식이나 음주를 과다하게 하면 서양인보다 더욱 건강상 타격을 많이 받게 된다.

담석증에 잘 걸리는 사람에게는 소화효소 제품이나 콜린, 메티오닌, 강황이 포함된 제품이 도움이 된다. 우루사는 우루소데속시콜린산이라는 성분으로 담즙 분비를 도와주는 역할을 하고, 가레오는 배담과 최담을 도와주므로 고기를 먹고 체했을 때 유용하다. 흔히 우루사를 간장약으로 오해하는 분들이 많은데, 사실 우루사는 이담 분비를 도와주는 성분으로 간접적으로 간 기능을 도와준다. 그런데 동양인들은 담즙 분비가 잘 안되므로 우루사를 먹으면 쓸개즙이 잘 나와서 기름기 음식을 소화하기 편하고 피로감 개선에도 상당히 도움이 된다. 자고로 속이 편안해야 피로도 풀리는 법이다. 우루사나 가레오는 항콜린 작용이 있는 약물을 복용하는 녹내장 환자, 요로계 질환자, 전립선 환자, 담도 폐쇄환자, 담석증 환자들은 복용할 때 주의가 필요하다.

담즙 분비 장애가 생긴 사람에게 투여할 수 있는 영양물질

❶ UDCA(우루사): 간세포 내 소수성 담즙산의 비율을 낮춤으로써 간세포를 보호하는 효과를 나타낸다. 담도에서 담즙과 인지질 분비를 촉진한다.

❷ DDE(가레오): 담즙의 생성과 분비를 도와주고(최담, 催膽), 담낭 안에 남아 있는 담즙을 짜내어 주는 역할(배담, 排膽)을 한다.

❸ 이담 작용을 하는 영양물질에는 실리마린, 커큐민, 콜린(Choline), 메티오닌, 시스테인 등이 있다.

47

담즙이 잘 나오려면 혈액이 충분해야 한다

간의 독소는 담즙으로 배설된다. 담즙은 소장 말단인 회장에서 재흡수되고 독소만 빠져나간다. 간의 기능 중 담즙 분비 기능은 아주 중요한데, 담즙을 분비하는 도관(Canaliculus)이 간 안에 있다.

우리 몸의 독성물질은 간에서 두 단계를 거쳐서 해독한다. 1상 대사에서는 지용성 독성물질을 수용성으로 만들기 위해 하이드록실기(-OH)를 붙인다. 분자량이 작은 물질은 하이드록실기만 붙여도 친수성이 증가해서 금방 몸 밖으로 빠지지만, 분자량이 큰 물질은 하이드록실기를 붙인다고 해서 수용성이 증가하지 않는다. 2상 해독과정은 수용성을 더 증대시키는 과정이라고 할 수 있다. 이런 과정을 통해 소변이나 담즙으로 독성물질이 배설된다. 우리가 먹는 음식과 약물 속에 포함된 여러 가지 독소들, 환경독소, 대사과정에서 자연스럽게 만들어지는 독소들이 간에서 두 단계로 해독되고 담즙을 통해 배출된다. 그래서 간을 우리 몸속에 있는 거대한 화학공장이라고 말한다.

1상 대사를 촉진하는 대표적인 물질은 실리마린과 비타민B군인데 피로개선제로 많이 사용되고 있다. 그런데 문제는 2상 대사가 일어나지 않은 상태에서 1상 대사만 활발하게 일어나면 오히려 안정화되지 못한 중간 대사산물이 간에 부담을 주게 된다. 쉽게 생각해보면 청소차가 쓰레기를 중간 지점에 옮겨놓고, 다른 청소차가 이것을 쓰레기 하치장까지 운반하지 않는다면 도로 중간에 옮겨진 쓰레기 더미가 오히려 환경을 더럽게 하는 상황과 마찬가지다. 그래서 실리마린과 더불어 가능하면 2상 대사에 관여하는 영양소인 메티오닌, 타우린, 시스테인, 콜린 등을 같이 배합한 제품이 간 기능 개선에 더욱 도움이 될 것이다.

담즙이 나오는 도관을 담세관(Canaliculus)이라고 한다. 담세관 면에 있는 담즙을 퍼내는 펌프를 BSEP(Bile Salt Export Pump)라고 하는데, BSEP 펌프가 작동하기 위해서는 철분이 조효소로 필요하다. 위장의 벽세포에서 수소이온을 퍼내는데도 프로톤 펌프가 필요하듯 담즙을 퍼내는데도 펌프가 필요하다. 두 가지 중요한 펌프가 작동하려면 모두 철분이 필요한데, 이러한 펌프가 작동하기 위해 많은 에너지가 필요하다는 것을 짐작할 수 있다.

담즙 분비가 잘 안되는 사람의 얼굴은 노르스름하면서 창백하다.

혈액이 부족하면 위장에서 소화액을 잘 만들지 못하고 동시에 담즙도 만들기 어렵다. 그러면 먹은 음식을 소화하기 힘들고 결과적으로 음식으로 혈액을 못 만드니 혈 부족증이 따라오게 된다. 그러므로 이런 분들은 철분제 중 위장장애 없이 흡수력이 좋은 헴철과 이담제, 소화효소제를 꾸준히 복용한다면 위와 담도의 문제도 해결되면서 얼굴에 화색이 돌고 건강해질 것이다.

담즙 분비 장애가 생기면 어떻게 될까?

❶ 배출시켜야 할 독성물질 즉 노폐물 배설이 잘 안되므로 간에 무리가 가서 담즙성 간경변증이 생길 수 있다.

❷ 지방의 흡수가 잘 안되어 지방변(설사), 변비가 생겨 장내 환경이 파괴될 수 있다.

❸ 살균작용이 떨어져서 유해균이 과잉증식 상태(Dysbiosis)로 각종 질병의 원인이 될 수 있다.

❹ 지용성 비타민인 비타민K가 흡수가 안 되어 간에서 프로트롬빈 합성이 여의치 않으니 지혈에 문제가 생겨 치질 등의 출혈성 질환에 걸릴 수 있다.

❺ 염기성인 담즙의 분비가 원활하지 않으므로 위산 중화가 되지 않아 십이지장 궤양 등이 발생할 수 있다.

12장

위장병에는 효소제가 답이다!

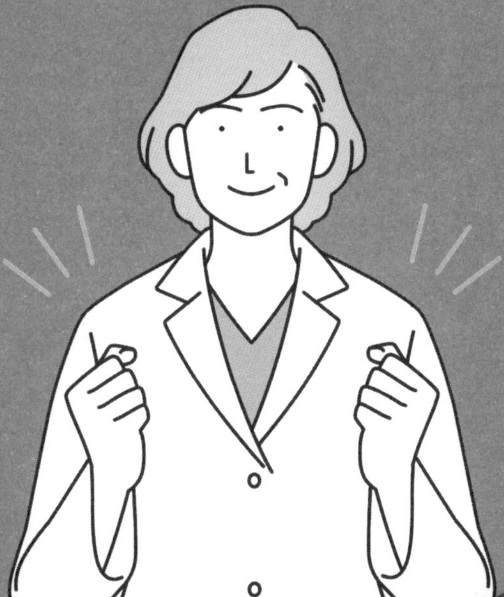

48

위장병의 대안 단백분해효소제

소화가 잘 안되고 속이 쓰리다고 해서 강한 위산분비억제제 처방을 장기적으로 받게 되면 위축성 위염의 원인이 된다고 앞에서 여러 번 언급했다. 역류성 식도염에도 PPI를 장복할 것이 아니라 오히려 소화효소제로 소화액 분비가 잘되게 한다면 자연스럽게 아래쪽으로 내려가게 될 것이다.

효소제 제품을 여러 회사에서 출시하고 있는데, 탄수화물 효소제로 구성된 제품들이 대다수이다. 하지만 단백분해효소 활성이 강해야 좋은 제품이라는 생각이 든다. 단백분해효소의 함량이 높은 제품이라면 소화효소뿐 아니라 대사효소로도 작용할 수 있다. 소화효소가 부족해지면 대사효소를 소화효소로 끌어당겨서 사용하므로 대사효소가 부족해지지만, 반대로 소화효소가 충분하다면 대사기능도 더욱 활발해질 것이다.

소화제의 종류

소화제는 크게 소화효소제와 건위소화제(위장운동촉진제)로 나눌 수 있다. 대표적인 소화효소제는 훼스탈과 베아제가 있고, 건위소화제로는 활명수와 베나치오가 있다. 육류를 먹고 생긴 급체에는 베아제, 탄수화물을 먹고서 생긴 급체에는 훼스탈이 좋다고 한다. 훼스탈의 단백분해 활성은 25,000USP이고, 베아제의 단백분해 활성은 4,200USP이다. 반면 단백분해 활성이 310,000USP에 달하는 효소제 제품도 있다. 소화효소제의 단위는 USP이다. 소화효소제를 최소 10배수 투여하면 대사효소제로 작용한다고 한다. 소화효소제는 식후에 복용하지만, 대사효소제로 사용할 때에는 공복에 복용하는 것이 더 효율적이다. 혈액 속 단백질 찌꺼기까지 분해할 수 있기 때문이다. 그러면 혈액순환이 원활해지고 온몸의 대사가 활발해질 것이다. 나이가 들수록 몸이 약해지는 까닭은 바로 효소가 줄어들기 때문이다.

인간의 수명은 체내 효소 보유량과 비례한다는 말이 있다. 소화효소가 부족해서 자꾸 대사효소를 가져다 쓰면 내 몸을 잘 돌려줄 대사효소가 부족해지므로 자연스레 수명이 단축될 수밖에 없다. 강력한 단백분해효소가 위장관 내의 소화되지 못한 찌꺼기까지 소화해서 위장관과 혈액을 깨끗하게 해주는 부가 효과를 기대할 수도 있다. 또한 장 내벽에 붙어있는 단백질 찌꺼기와 카제인 등 불필요 물질들을 청소해서 항알러지 작용도 기대할 수 있다.

약국 사례

- 군포 엘지약국 이혜숙 약사

피부가 가려워서 알러지 약을 사러 오신 분이 있었습니다. 소화가 안 되거나 혹시 설사는 안 하시냐고 물어봤더니 속이 더부룩하고 답답하다고 하십니다. 그래서 알러지 약만 드시면 안 되는 이유를 말씀드렸습니다. "소화가 덜 된 단백질 찌꺼기가 흡수되면 우리 몸은 이것을 이물질로 인식해서 알러지 반응을 일으킬 수 있습니다."
몸에 남아있는 단백질 찌꺼기를 제거하기 위해서 단백분해효소제가 듬뿍 함유된 엘고이지 한 판(10정)과 유해균을 제거하는 박테리오신이 함유된 투윅스 리퀴드 다섯 포를 함께 드렸습니다. 저는 이렇게 위와 장의 이물질을 해소하는 방법으로 알러지 증상이 개선되는 사례가 많습니다.

약국 사례

- 광주 박약국 박인숙 약사

체격이 좋은 63세 여성분이 약국에 오셨습니다. 감기가 낫지 않아서 2주째 항생제 처방약을 먹었는데, 설사하고 뱃속이 불편하고 컨디션이 안 좋다고 호소하셨습니다. 지난 1월에 대상포진도 앓았다고 하셨습니다. 면역증강제 베타칸과 유산균 생성물질인 투윅스 리퀴드를 먹는데도 가스가 계속 차고 속이 더부룩하다고 하셔서 제가 "소화되지 못한 단백 찌꺼기가 염증을 일으키고 부패균도 증가시키는 것 같습니다"라고 말씀드리고, 효소제 엘고이지를 1일 2회로 드시라고 소포장을 드렸습니다. 이틀 후 그분이 약국에 오셔서 가스가 쫙 빠져나가는 느낌에 속이 너무 시원하다며 한 달분을 가져가셨습니다.

약국 사례

- 서울 노원구 소망약국 정혜원 약사

'대사효소'에 관해 신기한 체험을 한 적이 있습니다. 제 딸이 A형 간염을 앓아 병원에 3일 입원한 적이 있었습니다. 이를 계기로 이후에 혈액검사를 했으나 B형 간염 항체가 없다고 하여(어릴 때 3번 접종했었음) 백신을 다시 세 번 맞았는데도 항체가 안 생겨 고심했습니다. 그러던 중 효소제가 좋은 것이 있다 하여 한 달 먹였는데, 검사해보니 B형 간염 항체가 생겨서 정말 신기했습니다.

소화효소제를 충분히 복용해주면 소화효소로 사용될 양만큼 세이브되고, 대사효소로 충분히 전환되어 사용될 때 불필요한 단백질 덩어리를 녹여 없애고 청소를 깨끗이 해준다고 해서 써보았는데, 필요하고 좋은 방향으로 작용한 것 같습니다. 좋은 효소제는 효력이 대단함을 새삼 알게 되었습니다.

내가 부산 영도구에서 운영하는 약국에도 소화효소가 부족한 어르신들의 방문이 잦다. 식사를 양껏 못하기도 하고, 음식을 먹어도 소화가 안 되어 고생하시는 분들이 많다.

어느 날, 내가 쓴 책《통증과 염증을 동시에 잡는 송 약사의 영양소 요법》을 읽고 60대 중반의 여성이 약국에 오셨다. 키 154cm에 체중이 45kg이었다. 위축성 위염이 있고, 자궁 경부 이형성증으로 시술을 받았으나 시술 부작용으로 출혈이 멈추지 않아서 여러 병원과 한의원을 다니면서 간신히 출혈이 잡혔다고 한다. 이 일로 인해 스트레스가 심해서 잠을 설치고, 습관적으로 마셨던 커피도 몸이 안 좋아져서 끊었다고 한다. 물은 잘 안 마시는 편이고, 어깨나 가슴이 조이듯 아프다고 호소했다. 손발이 차고, 장에서 가스가 늘상 차오르고, 변비가 있고, 가끔 치출혈이 생기기도 한다고 했다.

대개 나를 찾아오는 분들은 여러 가지 요법을 시도했는데 병에 차도가 없는 경우가 많다. 주로 위장 상태가 안 좋은 분들이 많아서 가장 먼저 위장에서 영양소를 받아줄 수 있는지 고려하는 편이다. 위장 기능을 도와주기 위해 소화효소제인 엘고이지 프로테우스와 식물성 유산균 생성물질인 투윅스 체인지 리퀴드 OPC를 자주 드린다. 모든 질병을 고치는 기본은 위와 장을 먼저 다스리는 것으로 생각하기 때문이다. 아무리 좋은 영양소를 드려도 흡수를 못 시키면 허사가 된다.

이분에게는 위의 두 가지 제품과 함께 위축성 위염으로 먹은 음식을 소화 흡수하지 못한 결과로 생긴 혈 부족증을 해결해주기 위해 고순도 헴철을 드렸다. 위장에서 소화액을 분비하려고 해도 철분이 있어야 프로톤 펌프를 가동할 수 있기 때문이다. 질 좋은 헴철의 보급은 기운을 나게 하면서 식욕을 돋우고 위장 기능도 살아나게 한다.

또한 이분의 예민한 신경을 다스리기 위해 50% 고순도 홍경천 제제인 살리드로도 하루 한 포 추가했다. 스트레스를 가라앉히고 흥분된 신경을 가라앉히는 데는 미네랄이 꼭 필요하다. 이분은 위장이 안 좋으니 액상형 미네랄인 엑티브 칼맥 리퀴드를 드렸다. 그리고 위축된 위장 내벽을 복구시키고 자궁 이형성증과 같은 조직의 변화를 방지하기 위해 감마리놀렌산 40% 함량의 GLA40도 드렸다.

이분은 단 한 번에 먹기에는 너무나 위장이 약하고 흡수력이 낮아서 엘고이지, 투윅스 리퀴드, 헴철, 살리드로, 엑티브 칼맥 리퀴드를 두세 번에 나누어서 드시라고 했다. 그러면서 작은 투약 병을 몇 개 드린 후 한 포 전부를 투약 병에 따른 뒤 2분의 1에서 3분의 1씩 양을 덜어서 물 반 잔에 전부 희석하여 공복에 드시라고 했다. 나머지는 냉장고에 보관했다가 2, 3번 더 드시면 된다고 덧붙였다. 또한 홍경천 제제는 저녁에 먹으면 잠이 잘 안 오는 분이 있으니 적어도 오후 3시 이전에 모두 드시라고 했다. 그리고 GLA40은 기름 종류이니 식후에 한 번 드시는데 위장이 약하시니 깨물어서 빨아 먹고 껍질은 버리라고 말씀을 드렸다. 현재 이분은 이렇게 드시고 점차 위와 장 기능이 되살아나고 있다.

49

위장관을 활기차게 만드는 성분들

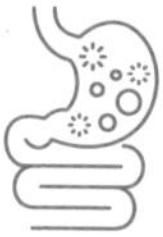

1. 글루탐산

글루탐산은 여러 가지 기능이 있다. 아미노산 합성의 가장 기본적인 원료이기도 하고, 항산화제인 글루타치온 합성에도 사용된다. 뇌신경전달물질이기도 하다. 글루탐산은 위장관 점막 상피세포의 에너지원으로도 사용되기 때문에 위장관 질환 회복에 매우 중요한 성분이다.

일반 세포는 포도당이나 지방을 에너지원으로 사용하고, 아미노산은 에너지원으로 사용되지 않는다. 그런데 내장점막세포는 대부분의 대사에너지를 포도당이나 지방은 사용하지 않고 아미노산으로부터 조달한다. 위장관점막세포에는 흥분성 아미노산수송체(EAAC-1, Excitatory Amino Acid Carrier)가 있어서 글루탐산을 세포 내로 받아들일 수 있다. 위장관점막세포 외 다른 세포는 이러한 수송체가 없어서 글루탐산을 세포 내로 받아들이지 못한다.

글루탐산은 위장관 점막의 치밀 결합을 보호하는 역할을 한다. 만약 위장관에 글루탐산이 부족해진다면 위장관 내벽이 얇아질 위험이 있다.

2. 밀크씨슬

밀크씨슬은 다른 소화효소들과 함께 사용하면 소화불량에 도움이 된다. 간 기능이 좋아지면 담즙산 등 소화에 도움이 되는 성분들의 분비가 원활해질 것이다.

3. 피크노제놀(OPC)

플라보노이드 종류로 소화기에 생기는 염증을 줄여주는 역할을 한다. 과민성대장증후군(IBO)에 투여하면 좋다.

4. 마늘 추출물

마늘 추출물은 프리바이오틱스로 작용해서 유익균을 증가시켜 준다.

5. 베타인

베타인은 위장관 내의 산도를 조절해서 대부분의 소화효소를 활성화한다.

6. 트립신

트립신은 소장에서 단백분해효소로 작용하는데, 주로 단백질 결합인 '아르기닌-라이신' 부위를 끊는 역할을 한다. 트립신은 다른 효소를 활성화하는 대사효소로도 작용하는데, 키모트립시노겐(Chymotrypsinogen), 프로엘라스타제(Proelastase), 프로카르복시펩티다아제(Procaboxypeptidase) 등은 트립신에 의해서 활성화된다. 이같이 트립신의 역할은 굉장히 다양하고 중요하다.

7. 판크레아틴(Pancreatin)

췌장 효소인 판크레아틴은 탄수화물 분해효소인 아밀라아제(Amylase), 단백질 분해효소인 프로테아제(Protease), 지방 분해효소인 리파제(Lipase)를 모두 함유하고 있다. 이렇게 소화효소제가 배합된 제품을 꾸준히 복용하면 소화효소 부족으로 늘 소화가 안 되는 분들에게 도움이 될 것이다.

8. 브로멜라인

브로멜라인은 파인애플에서 추출한 효소다. 단백분해효소로도 작용하여 위장관 내의 부기와 염증을 조절하기도 하고 설사, 변비, 속쓰림, 소화불량에도 투여할 수 있다. 파인애플을 고기를 잴 때 같이 넣는 이유는 바로 이 때문이다.

9. 나토키나제

나토키나제는 콩 발효 미생물이 만드는 효소이다. 그러므로 위장관 내의 유익균 증식에 도움이 된다. 체중 감량에 효과가 있고, 비만, 당뇨 등에 의해 유발되는 혈관질환에도 도움이 되지만, 위장관에도 막힌 혈관을 뚫어주면 혈액 공급이 잘 되어 염증이 빨리 회복될 것이다.

소화가 늘 안 되고 체하는 사람들의 위장은 어쩌면 동맥경화 상태라고 볼 수 있다. 막힌 혈관이 뚫려서 잘 소통되면 좋은 소화효소들이 잘 흡수될 것이다. 나토키나제를 모든 영양소를 투여할 때 혈액순환제로 첨가하면 더욱 좋은 결과를 기대할 수 있다.

10. 셀룰레이즈

식이섬유를 소화시키는 데 도움이 된다. 채식을 많이 하는 사람에게도 유용하다.

11. 아티초크

아티초크는 유익균을 늘려서 위장관을 건강하게 유지하도록 도와준다. 복부팽만, 메스꺼움, 속쓰림에 효과가 있어서 유럽 사람들의 상비약이라고 한다. 이담 분비를 도와주는 효능도 있다.

소화효소가 대사효소로 작용한다면 신진대사를 높이고 비만을 예방할 수 있다. 우리 몸에는 탄수화물 분해효소나 지질 분해효소도 있지만 그보다 더 다양한 단백질 분해효소가 있다. 시중에 판매되는 효소제 제품들이 대부분 탄수화물 효소제이므로 단백분해효소의 함량이 높은지 확인하고 구매해야 대사효소제로 사용될 것이다.

트립신, 키모트립신, 판크레아틴이 부족해 소화가 안 되는 사람들은 돼지나 소에서 유래한 동물 유래 단백분해효소나 식물 유래 단백분해효소를 보충해서 먹어주면 좋은데, 파파야에서 유래한 파파인(Papain)과 파인애플에서 유래한 브로멜라인(Bromelain)을 들 수 있다. 이런 소화효소제 제품들은 소화 기능이 떨어졌거나 췌장 기능이 안 좋은 당뇨 환자뿐 아니라 췌장암, 대장암, 위암 등으로 소화가 안 되는 분들에게도 도움이 된다.

고단위 단백분해효소제는 대사효소제로도 작용해 염증을 가라앉히기 때문에 통증과 부기가 있고 관절이 뻣뻣한 골관절염 환자에게도 도움이 된다. 특히 소화 기능이 떨어진 관절염 환자에게 아주 유용하다. 고단위 단백분해효소제는 과민성대장증후군(IBS) 환자들에게도 도움이 되는데, 예를 들어 배에 가스가 차고, 변비가 있고, 통증을 호소하는 분들, 궤양성 대장염과 크론병 환자들에게는 꼭 필요하다. 위장에서 충분히 소화되지 못한 찌꺼기들이 장으로 유입되어 장내 이상발효를 유발할 수 있기 때문이다. 위장의 기능과 장의 기능이 서로 영향을 주기 마련이다. 이런 분들은 질 좋은 소화효소제와 함께 천연항균제 성분인 박테리오신이 함유된 유산균 생성물질을 첨가해서 먹어준다면 금상첨화일 것이다.

효소제 성분은 다음과 같은 증상에 응용할 수 있다.

- 영양제의 흡수율을 높여야 할 때
- 체내 염증 억제
- 혈액 내 섬유소와 불순물 분해
- 소화불량으로 인한 혈액순환 개선
- 상처 치유 및 통증 완화
- 치주염 개선
- 소화 건강 개선
- 부종, 비만
- 비염, 관절염